困ったときに役立つ

STEP UP 乾癬診療

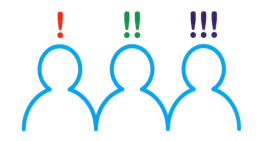

メディカルレビュー社

本書における BASIC・ADVANCE・MASTER の使い分け

BASIC

乾癬をこれから診る医師，外用療法を中心に行っている医師

ADVANCE

乾癬を診ているが，外用薬・内服薬・生物学的製剤・光線療法の4つすべてには精通していない医師

MASTER

外用薬・内服薬・生物学的製剤・光線療法の4つすべてに精通している医師

序文

　近年，生物学的製剤の登場とともに，乾癬の免疫学的病態の側面は急速に明らかになってきました．以前は不明であった病態が解明され，それに伴い続々と新薬が登場したことにより，乾癬の症状のみならずQOLの確実な改善が見込める時代となりました．その一方で，どのような治療を行っても効果がみられない難治例や，併存症のため生物学的製剤の投与が困難な症例，治療法の充実により使い分けに悩む症例と出会うこともまだあります．同時に，新しい概念と薬剤の進歩があまりに早く，日常診療に取り入れることができない先生方も多々おられるのが現状と思います．

　そこで，こういった困った現状に対して1つずつ解決することができる指針が必要なのではないかと考えるようになり，本領域でのスペシャリストである小宮根真弓先生，多田弥生先生にご賛同いただき，本書を企図し，3名のみで執筆しました．

　本書は，オールカラーで写真や図表を多用し，これから乾癬診療を始められる方にもわかりやすいようにまとめていることが特長です．段階的に学べる項目については，BASIC，ADVANCE，MASTERと記載しました．

　序章では治療に手こずる難治例をグラビアで示し，どのような治療を行ったか紹介しました．第1章では乾癬の発症機序や病型，どのような検査が行われるか，鑑別診断等，乾癬の基礎知識についてまとめました．第2章では患者さんによく聞かれる質問をQ&A形式で紹介しています．第3章では外用療法，内服療法，生物学的製剤，光線療法，GMAといったさまざまな治療法について解説するとともに，困ったときの治療，症例ごとの治療の実際についても記載しました．第4章では医療費について解説しており，全章を通読することによって乾癬診療の全体を学べる内容となっています．

　本書が乾癬診療に携わる先生方にとって，日々の臨床のお役に立てる書籍となることを願います．

2019年7月

森田明理

困ったときに役立つ
STEP UP 乾癬診療
CONTENTS

■編著

小宮根真弓
自治医科大学皮膚科学教授

多田 弥生
帝京大学医学部皮膚科学講座教授

森田 明理
名古屋市立大学大学院医学研究科加齢・環境皮膚科学教授

| 症例 | 難治例：どう読む？どう治す？ | 11 |

| 第1章 | 乾癬の基礎知識 | 29 |

| ① | 乾癬の発症機序 | 30 |

| 1 | 発症にかかわる因子 | 31 |
| 2 | 皮膚症状とそのメカニズム | 33 |

CONTENTS

2 疫学・QOL　34

1　疫 学　34
2　QOL　38

3 乾癬の病型　42

BASIC　42
1．尋常性乾癬　42
2．滴状乾癬　44
3．乾癬性関節炎（関節症性乾癬）　45
4．乾癬性紅皮症　45
5．膿疱性乾癬　46

ADVANCE　48
1．爪乾癬　48

MASTER　49
1．乾癬性関節炎　49

Column 掌蹠膿疱症の掌蹠外皮疹 ―― 51

CONTENTS

4 検査と評価項目 — 52

1 乾癬の検査 — 52
2 乾癬の重症度を確定するために必要な評価項目 — 56

5 鑑別診断 — 60

BASIC — 60

- 局面型サルコイドーシス — 60
- Ⅱ期梅毒 — 62
- 脂漏性皮膚炎 — 62
- ボーエン病 — 65
- 貨幣状湿疹 — 66
- 全身性エリテマトーデス(SLE)の丘疹角化性皮疹 — 67

ADVANCE — 68

- 皮膚T細胞リンパ腫/菌状息肉症(斑状類乾癬) — 68
- 掌蹠膿疱症 — 70
- 手湿疹 — 72

MASTER — 73

- 結節性痒疹 — 73
- 円板状エリテマトーデス (DLE) — 74
- 毛孔性紅色粃糠疹 (PRP) — 76

	IgA 血管炎	77
	落葉状天疱瘡	77
	ヘイリーヘイリー病	78

第2章　患者さんによく聞かれる質問（Q&A）　81

第3章　治療　93

1　添付文書を読み解くポイント　94

1	添付文書の読み方	94
2	添付文書の改訂	97

2　外用療法　98

1	作用機序	98
2	外用療法の種類	98
3	ステロイド外用薬はどのような患者にどのランクを使用するか	100

3　内服療法　102

| 1 | 内服療法の種類 | 102 |

CONTENTS

4 生物学的製剤　108

1. 生物学的製剤の種類　108
2. 生物学的製剤使用前後の検査と対応　112

5 光線療法　114

1. 光線療法の種類　114
2. 絶対禁忌・相対禁忌　117
3. 光線療法実施におけるポイント　118
4. 保険診療の算定方法　119

6 顆粒球・単球吸着除去療法（GMA）　120

1. GMAのメカニズム　120
2. GMAによる治療法　121

7 困ったときの治療　124

CONTENTS

| 8 | 症例ごとの治療の実際（1）総論 | 128 |

| 8 | 症例ごとの治療の実際（2）早期・軽症例 | 130 |

BASIC — 130

1	早期・軽症の乾癬患者をみたら	130
2	治療（外用）	132
3	治療（光線療法〔ターゲット型〕の早期の介入）	133

| 8 | 症例ごとの治療の実際（3）中等症例 | 134 |

ADVANCE — 134

| 1 | 中等症の乾癬患者をみたら | 134 |

| 8 | 症例ごとの治療の実際（4）重症例 | 138 |

MASTER — 138

| 1 | 重症の乾癬患者をみたら | 138 |
| 2 | 生物学的製剤の症例 | 139 |

CONTENTS

第4章　乾癬治療と医療費　147

① 乾癬治療における医療費の知識　148

1. 高額療養費制度　148
2. 高額療養費の請求のしかた　154
3. 高額療養費制度以外の方法で患者自己負担を軽減する方法　156
4. 指定難病にかかわる医療制度　157

序文　———　3

索引　———　158

表紙／本文デザイン　今井泰子

困ったときに役立つ
STEP UP 乾癬診療

症例

難治例：どう読む？どう治す？

症例 1　下腿の外用で治りにくい皮疹のある症例

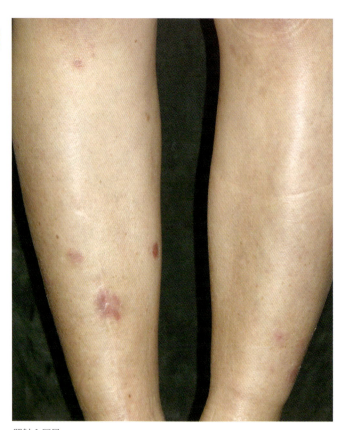

照射1回目.

■**症例**：30歳代女性.
■**現病歴**：ステロイド・活性型ビタミンD₃配合剤の外用を行い一度は良くなったが，下腿のみに1～3cm大の軽度の鱗屑を伴う紅色局面が現れた．BSAは1%程度，PASIも2以下であった．しかし，DLQIは10であり，明らかなQOL障害がみられた．
■**治療**：ターゲット型光線療法.
■**解説**：シクロスポリンやアプレミラストなどの内服も治療法の選択肢であるが，範囲が狭いため，週1回の受診が可能であれば，光線療法も考慮に入れるべき治療法である．とくに，固定した皮疹であり，局面を呈するものであれば，光線療法の効果は期待できる．全体に照射するナローバンドUVBでも良いが，皮疹以外の不必要な

難治例：どう読む？どう治す？

光線療法 ▶ p114

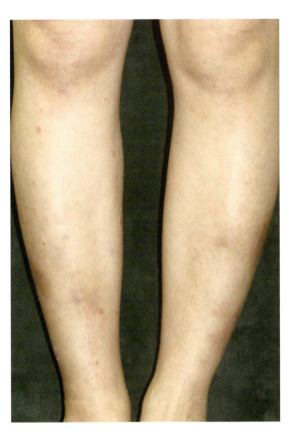

照射21回目．

　正常にみえる部分にも照射を行うため，若い女性には好まれない．そのため，皮疹部のみ照射するターゲット型光線療法が適していると考えられる．
　本症例はターゲット型光線療法の21回照射で略治した．

（森田明理）

症例 2 生物学的製剤とメトトレキサートが有効であった症例

治療前

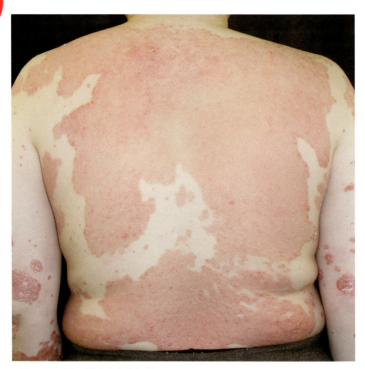

X 週　PASI 32.4（乾癬皮疹拡大時）.

■**症例**：40 歳代女性.
■**現病歴**：光線療法やシクロスポリンなどの内服療法を行うも，乾癬皮疹が拡大し，PASI 32.4 となった．そのため，インフリキシマブ（IFX）を 5mg/kg 投与し，22 週には PASI 0（PASI クリア）となった．しかし，IFX の投与を継続するも，38 週で PASI 26 となって二次無効となった．
■**治療**：IFX とメトトレキサート（MTX）の併用．
■**解説**：MTX 6mg/ 週で，併用 8 週で PASI 13，16 週で PASI 8，24 週で PASI 4 まで減少した．MTX は 2018 年 10 月 17 日の「医療上の必要性の高い未承認薬・適応外薬検討会議」において「公知の該当性あり」と判断され，11 月 8 日付の薬事食品衛生審議会にて報告，公知申請が了承された．その後，2019 年 3 月に

難治例：どう読む？どう治す？

生物学的製剤 ▶ p108

治療後

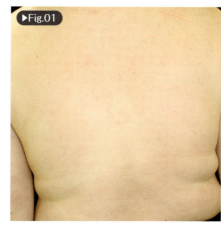

Fig.01：X＋22週目　PASI 0（治療前の皮疹軽快時）．
Fig.02：X＋38週目　PASI 26（皮疹悪化時）．
Fig.03：X＋62週目　PASI 4（MTX併用後24週）．

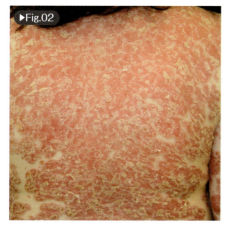

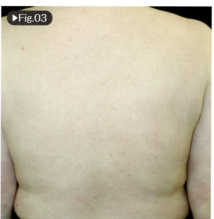

　局所療法で効果不十分な尋常性乾癬，乾癬性関節炎（関節症性乾癬），膿疱性乾癬，乾癬性紅皮症が適応追加された．IFXとMTXとの併用は，"British Association of Dermatologists Guideline" では，IFXに対する抗体産生を抑制することから，血中濃度が維持され，効果改善が期待されるとあり，7.5mg/週の低用量が推奨されている．"European S3-guideline" では，7.5〜10mg/週の併用でIFXの長期効果を維持するとされているが，乾癬での有用性や安全性は明らかではなく，推奨は＋/−となっている．2011年に発表された "American Academy of Dermatology" のGuidelineでは，低用量のMTXの併用によって抗体産生が抑制され，とくに乾癬性関節炎において有用性が期待されるとある．

（森田明理）

症例 3

非アルコール性脂肪肝炎のため生物学的製剤が使用困難な症例

治療中

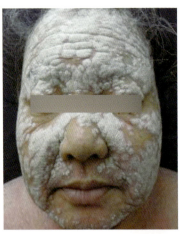
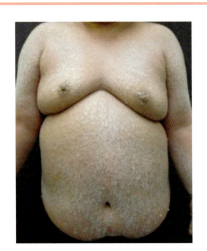
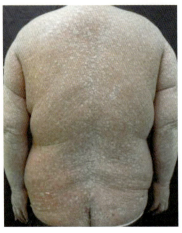

(PUVA バス入院 4 回目)
前回 PUVA バス入院（PASI 66.6）．
軽快するまでに PUVA バス 33 回を要した．

■**症例**：50 歳代女性．
■**現病歴**：肥満，脂質異常症の合併症とともに，非アルコール性脂肪肝炎（nonalcoholic steatohepatitis；NASH）があり，徐々に進行し，肝硬変の病態となってきたため，生物学的製剤の使用（導入）は困難となった．乾癬皮疹は広範囲であり，外用ではコントロールできないため，定期的に PUVA バス療法を行っていた．前回の入院時の PASI が 66.6 であり，最重症．その際の PUVA バスは 33 回を要した．
■**治療**：PUVA バス＋アプレミラスト併用．
■**解説**：非アルコール性脂肪性肝疾患（nonalcoholic fatty liver disease；NAFLD）の多くは，肥満，糖尿病，脂質異常症，高血圧などを基盤に発症することから，

難治例：どう読む？どう治す？

光線療法 ▶ p114

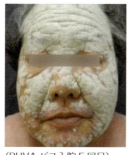
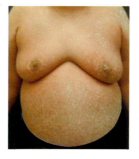
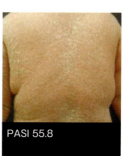
(PUVA バス入院 5 回目)　　　　　　　　　　　　　　PASI 55.8

治療後

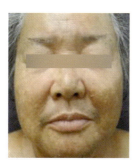
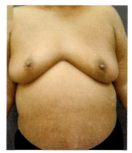
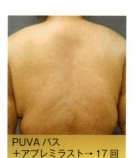
(PUVA バス＋アプレミラスト併用)　　　　　　PUVA バス＋アプレミラスト→17 回

　メタボリックシンドロームの肝病変ととらえられている．このなかで，進行性で肝硬変や肝癌の発症母地にもなる NASH があり，最近では，乾癬との関連が指摘されるようになった．メトトレキサートは，代謝系の副作用が問題となることがあるため，肥満がある患者では注意が必要である．この症例では，PUVA バスにアプレミラストを併用することで，皮疹がほぼ軽快する（PASI 90 達成）まで 17 回に照射回数を減少させることができた．くり返しの入院治療にはなるが，約 3 週間程度で，その後，外来で引き続き維持療法（PUVA バス＋アプレミラスト）を行うことで，コントロールが可能であった．一方，皮疹の範囲にかかわらず，NASH の進行に関しては注意深く，消化器内科とともに経過観察が必要である．

（森田明理）

4 高齢者乾癬の全身療法①

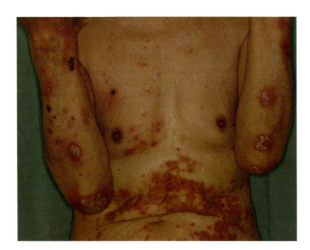

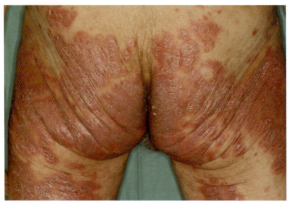

- ■**症例**：80歳代半ば男性．
- ■**既往歴**：胃潰瘍，脂質異常症，骨粗鬆症．
- ■**現病歴**：約2年前に乾癬と診断され，外用加療していた．高齢のため，外用を自分で行えず，家族が外用補助するも，PASI 20〜30とコントロール不良．エトレチナートもあまり効果なし．家族によると頻回の通院は難しいとのこと．普段から下痢気味である．精査にてHBs抗体陽性，HBc抗体陽性，HBV-DNA陰性．CTで高度の肺気腫．腎機能低下あり（eGFR 32 mL/分/1.73m^2）．

難治例：どう読む？どう治す？

生物学的製剤 ▶ p108

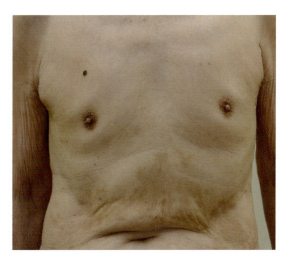
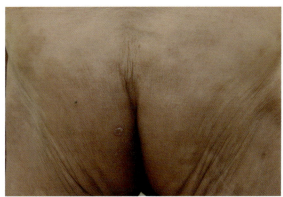

■**治療**：ウステキヌマブの投薬．

■**解説**：すでに家族の補助のもとで外用加療するもコントロール不良のため，全身療法の併用が必要な症例．エトレチナートはすでに無効．シクロスポリンは腎機能低下進行のリスクが高い．アプレミラストは下痢を増悪させる可能性がある．光線療法は頻回通院が難しいため，入院での施行を進めるも，入院は拒否された．

　高度な肺気腫があるため，肺炎などに対する予備能が少ないリスクを説明のうえ，家族が生物学的製剤による治療を希望したため，比較的感染症のリスクが低いとされるウステキヌマブを導入．約半年でPASIクリアとなった．導入後3年が経過したが，今のところ大きな問題もなく経過している．

（多田弥生）

症例 5 高齢者乾癬の全身療法②

治療前

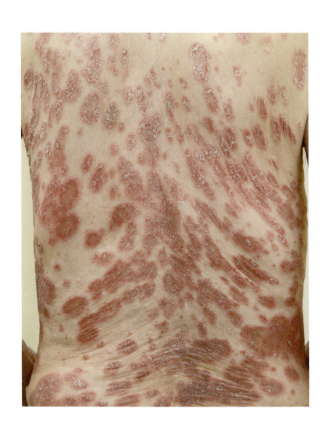

- **■症例**：70歳代後半男性．
- **■既往歴**：結核．
- **■現病歴**：約10年前に乾癬と診断され，外用加療していた．とくに背部に手が届かず，外用を手伝ってくれる家族もいないため，改善しない．瘙痒もあり，全身療法を望んでいるが，経済的に余裕がないので，安価な治療を希望している．精査にてQFT陽性．軽度の腎機能低下あり（eGFR 48mL/分/1.73m^2）．通院は2週間に1回程度なら可能．

難治例：どう読む？どう治す？

内服療法 ▶ p102

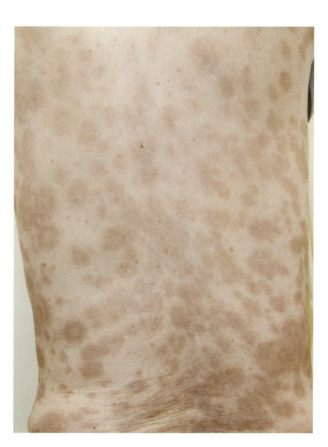

■**治療**：エトレチナート 10mg/ 日内服への切り替え．

■**解説**：背部に手が届かず外用が難しいため，全身療法を考慮した．高齢者であり，シクロスポリンは腎機能低下進行のリスクが高い．アプレミラストは経済的な問題があり，光線療法は2週間に1回程度の通院では効果が望めない場合も多い．

　生物学的製剤は高額療養費制度を使えば検討できるとのことであったが，結核の既往もあるため，まずは結核増悪の恐れのないエトレチナート導入を試みた．10mg/ 日内服の低用量から開始したところ，2週間でほぼ皮疹は消退し，その後も維持できている．高齢者では少量のエトレチナート内服が著効するので検討する価値がある．

（多田弥生）

症例 6

尋常性乾癬に抗p200類天疱瘡を合併した症例

治療前

Fig.01：腹部.
Fig.02：背部.
Fig.03：腹部.
Fig.04：病理画像.
Fig.05：蛍光抗体直接法による画像.

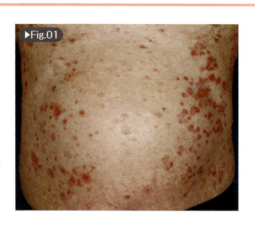

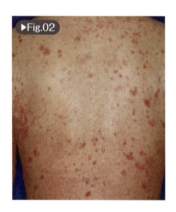

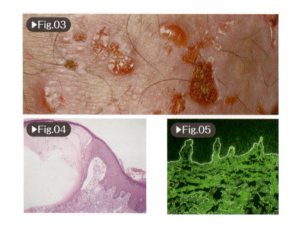

■**症例**：50歳代後半男性. ■**既往歴**：糖尿病.
■**現病歴**：30歳頃，乾癬と診断され光線療法や外用療法にて加療されていた．40歳頃に糖尿病を発症したため，糖尿病の治療も開始した．乾癬に対してはその頃からシクロスポリンの内服を開始し，皮疹はよくコントロールされていた．50歳代半ばに血清クレアチニン値が1.4mg/dLを超えたため，シクロスポリンを中止したが，乾癬の皮疹は比較的良い状態であった．4年後に下肢，腹部などに水疱が出現し，次第に増数，全身に拡大したため，当科を紹介受診した．初診時，躯幹四肢に大小の緊満性水疱が多発，浮腫性紅斑を伴った．同時に，浸潤の弱い落屑性紅斑が散在していた（Fig.01〜03）．浮腫性紅斑部と，浸潤性紅斑部のそれぞれより皮膚生検したところ，前者は表皮下水疱で（Fig.04），蛍光抗体直接法にて，基底膜部にIgGとC3が線状に沈着し（Fig.05），

難治例：どう読む？どう治す？

内服療法 ▶ p102

Fig.06：腹部.
Fig.07：背部.

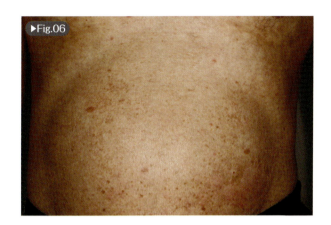

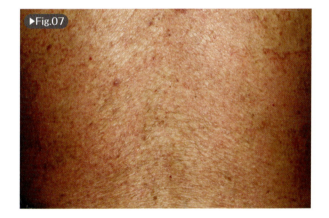

1MNaClスプリットスキンによる間接法にて真皮側に陽性であった．血清中の抗デスモグレイン1，3抗体は陰性，抗BP180NC16A抗体も陰性であった．久留米大学にてウエスタンブロット法を施行していただき，血清中に抗p200抗体が検出された．

■**解説**：プレドニゾロン1mg/kg/日より開始し，水疱は消失，乾癬の皮疹も消失した（Fig.06,07）．徐々に減量し，プレドニゾロン25mg/日まで減量した時点で，乾癬皮疹は躯幹四肢に散在しているものの比較的落ち着いていたが，水疱の新生を認めた．アプレミラストの内服を開始したところ，乾癬皮疹および水疱の新生が抑制されたため，その分アプレミラスト内服を継続し，プレドニゾロンを漸減した．現在，アプレミラスト＋プレドニゾロン5mg/日で乾癬および水疱症ともにコントロール良好である．

（小宮根真弓）

症例 7 汎発性膿疱性乾癬で，IL-36受容体アンタゴニスト遺伝子に変異が認められる症例

治療前

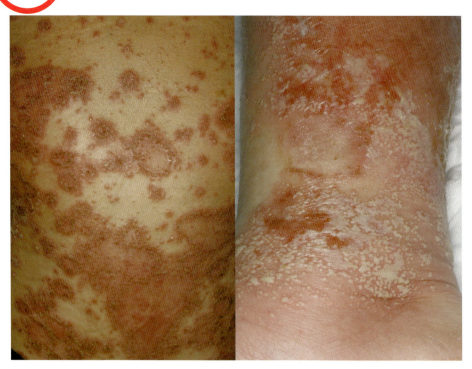

背部．　　　　　　　　　　　　前腕．

- ■**症例**：20歳代前半女性．
- ■**既往歴**：なし．
- ■**現病歴**：中学生の頃から尋常性乾癬と診断されていたが，17歳時に，光線療法を施行したことをきっかけに発熱を伴って全身に膿疱化し，その後くり返し発熱を伴って膿疱化するため，膿疱性乾癬（汎発）と診断された．20歳時に初回の妊娠が判明，妊娠が進むに従って皮疹が増悪し，18週頃には38度台の発熱と，全身の広範囲に浮腫性紅斑，多発する膿疱を認めた．

難治例：どう読む？どう治す？

生物学的製剤 ▶ p108

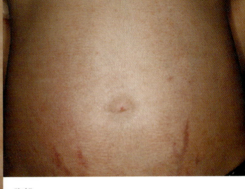

腹部.

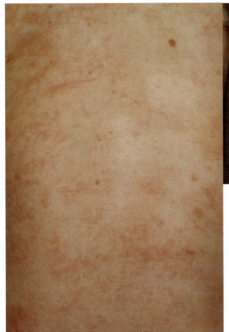

背部.

■**治療**：GMA →インフリキシマブ→シクロスポリン→セクキヌマブへの切り替え．

■**解説**：この症例では，まずはじめに GMA を施行したが無効であったため，インフリキシマブ投与にて軽快した．その後早期破水で感染症を併発したが帝王切開にて出産し，母児ともに異常なく子は正常に成長している．次の妊娠では，出産ギリギリまでシクロスポリンで頑張ったが 400mg/ 日でも抑制しきれず，出産後はさらに悪化したため，出産後すぐにセクキヌマブ投与して軽快した．この症例では IL-36 受容体アンタゴニストの変異がホモで検出された．

（小宮根真弓）

※この症例は J Dermatol. 2016；43：1439-40 に掲載された症例である．

各種生物学的製剤で効果不十分な難治症例

■セクキヌマブ投与前

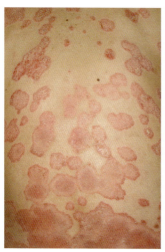
背部.

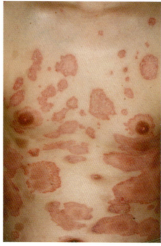
腹部.

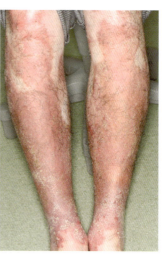
下腿.

■**症例**：40歳代前半男性.

■**治療**：X年10月当科初診.翌月よりシクロスポリンを内服したが再燃し,その後他大学にてX+2年2月よりアダリムマブ使用,増量したが効果不十分,7月よりウステキヌマブ使用,増量したが効果不十分,X+4年2月よりインフリキシマブ開始,当初は著効したが徐々に効果が減弱しX+5年1月投与中止,以降エトレチナート50mgから開始し,30mgまで減量したところで当科を紹介された.

　当科にて当初は光線療法+エトレチナート30mg内服にてある程度有効であったが,症状が治まらないため,関節炎はなかったが,皮膚への効果を期待しメトトレキサート6mg/週にてある程度有効（当時は適用外使用）.セクキヌマブが使用できる

難治例：どう読む？どう治す？

生物学的製剤 ▶ p108

■セクキヌマブ投与開始2カ月後

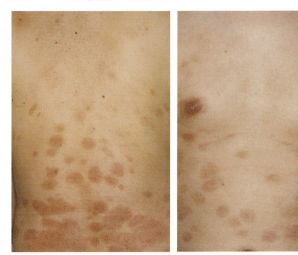

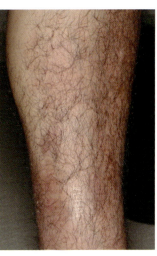

背部. 　　　　腹部. 　　　　下腿.

ようになり，X＋6年5月セクキヌマブを開始した．

　セクキヌマブは3年間ほど使用し効果が得られていたが，次第に下腿に皮疹が再燃するようになり，ブロダルマブに変更したところ，皮疹はほぼゼロの状態となった．

（小宮根真弓）

困ったときに役立つ
STEP UP 乾癬診療

第1章 乾癬の基礎知識

①	乾癬の発症機序	30
②	疫学・QOL	34
③	乾癬の病型	42
④	検査と評価項目	52
⑤	鑑別診断	60

第1章 乾癬の基礎知識

1 乾癬の発症機序

Summary

　乾癬は遺伝的素因，環境因子（喫煙，肥満，薬剤，感染症など）をきっかけとして，皮膚での過剰な免疫亢進が起こった結果，表皮細胞の増殖，分化異常をきたす疾患である（浸潤，落屑）．生物学的製剤の高い効果から，病態に重要なサイトカインは TNF-α，IL-23，IL-17 であり，重要な細胞はこれらを産生する樹状細胞，IL-17 産生細胞（T 細胞，自然リンパ球，マスト細胞，好中球，表皮細胞など）であることが明らかとなった．これらサイトカインが表皮細胞に作用した結果産生される血管内皮増殖因子（VEGF）は真皮上層での血管増生につながり，臨床的には紅斑として認められる．

【乾癬の病態】

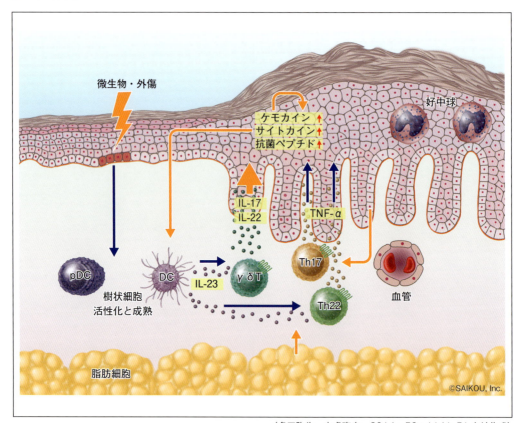

（多田弥生．皮膚臨床．2014；56：1141-51 より作成）

1 発症にかかわる因子

1. 遺伝的素因

　双子において，片方が乾癬を発症した場合，もう片方も発症するリスクが二卵性双生児より一卵性双生児のほうが高い，あるいは欧州においては遺伝的素因により発症している割合が50～90%と推定される[1]など，遺伝的素因は重要な発症因子の1つと考えられている．ただ，この素因は後述する環境因子や遺伝子同士の影響のなかで，最終的に発症因子となっていくもののほうが多いと考えられており，乾癬患者の子どもが高率に乾癬を発症するということではないため，患者説明の際，注意が必要である．おもに主要組織適合遺伝子複合体（major histocompatibility complex；MHC）に関連した遺伝子が報告されており，このほかIL-23受容体，Tyk2などのサイトカインの情報伝達に関連した遺伝子変異が報告されている[2, 3]．

2. 環境因子

　環境因子としては，喫煙，肥満，薬剤（わが国ではカルシウム拮抗薬による報告が多い），感染症などがある[4]．喫煙については喫煙本数が多く，期間が長いほど発症のリスクを上げるとの報告もあり[5]，乾癬の発症との関与が示唆されている．こうした環境因子はおそらくTh17系免疫反応を増悪させる方向に導くことによって発症のスイッチを押すのではないかと考えられているが，まだ詳細は不明である．

3. 関連する免疫因子

　生物学的製剤の高い効果から，病態に重要なサイトカインはTNF-α，IL-17，IL-23であることがわかっている[4]（表1）．TNF-αとIL-23は樹状細胞，IL-17はT細胞がおもに産生していると考えられているが，それぞれのサイトカインをどの細胞が主体となって産生するかはまだ不明である（図1）．IL-17を産生する細胞としてはT細胞のほかにも自然リンパ球，マスト細胞，好中球，マクロファージ，表皮細胞などがあり，いずれも乾癬の病態への一定の寄与が指摘されている．このサイトカインによる炎症カスケードを最も短時間で再現する方法こそケブネル現象であり，おそらく外的な刺激により，なんらかの液性因子が表皮細胞から分泌され，この因子が皮膚の樹状細胞を活性化し，TNF-αやIL-23が産生され，IL-17を産生するT細胞の誘導，活性化につながり，このT細胞が産生するIL-17が表皮に作用して，表皮の過増殖，分化異常，血管増生を引き起こす．表皮細胞から分泌される抗菌ペプチドなどの分子は樹状細胞の活性化，炎症細胞浸潤の促進などを介して，さらなる炎症増悪へ寄与する．

第1章　乾癬の基礎知識

表1　乾癬の病態に重要なサイトカイン

サイトカインとは？
細胞が産生する可溶性分子で，おもに産生細胞近傍の細胞へ作用し，多様な作用を発揮する．また，サイトカインは血流にのって，遠くの細胞，臓器に影響を与える．
TNF-αとは？
TNFとはtumor necrosis factor（腫瘍壊死因子）の略である．TNF-αは炎症を促進するサイトカインの代表格であり，表皮細胞，樹状細胞などの抗原提示細胞，リンパ球などあらゆる細胞が産生する．乾癬の病変部にはTNF-αを産生する樹状細胞が多数浸潤している．
インターロイキンとは？
おもにリンパ球や食細胞系の細胞が分泌する．免疫担当細胞の増殖，分化，活性化，細胞死などを誘導する．ILはinterleukin（インターロイキン）の略である．
IL-17とは？
防御免疫のなかでも真菌に対する免疫に重要な働きをするTh17系免疫反応の主体を担う分子である．好中球数の維持やその機能にも重要な働きをもつ．産生細胞はT細胞，自然リンパ球，好中球，好酸球，マスト細胞，マクロファージ，表皮細胞など多彩である．IL-17A〜Fまでの6種類があり，乾癬ではとくにIL-17AとIL-17Fが病態に重要で，表皮細胞に作用すると増殖，分化異常を引き起こす．おもに表皮細胞が産生するIL-17CもTNF-αとともに乾癬の皮疹形成に寄与する．IL-17受容体AにはIL-17A, C, E, Fがリガンドとして作用する．
IL-23とは？
IL-17産生リンパ球の分化，活性化に重要な分子であり，おもに樹状細胞などの抗原提示細胞が産生する．樹状細胞はTNF-αによって活性化し，IL-23などのサイトカインを産生する．

（筆者作成）

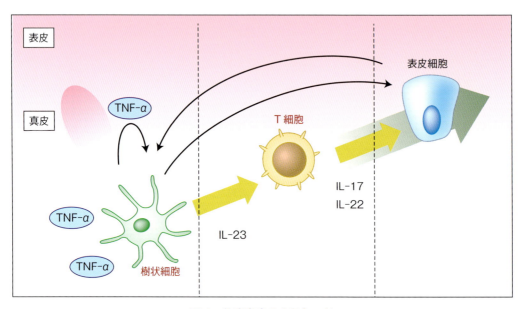

図1　乾癬炎症のカスケード
（多田弥生．皮膚臨床．2014；56：1141-51より転載）

① 乾癬の発症機序

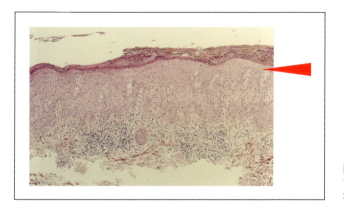

図2 アウスピッツ現象の組織像
アウスピッツ現象は真皮乳頭の上の表皮が薄いために起こる.

2　皮膚症状とそのメカニズム

　前述の浸潤細胞が産生するIL-17, IL-22などのサイトカインが表皮細胞に作用することで，表皮細胞の増殖，分化異常（不全角化，顆粒層の消失など）がもたらされる．これらの変化は臨床的には表皮肥厚を反映した浸潤，不全角化を反映した落屑として認めるが，加えてこれらサイトカインが表皮細胞に作用した結果産生される血管内皮増殖因子（vascular endothelial growth factor；VEGF）は真皮上層での血管増生につながり，臨床的には紅斑として認められる．

　乾癬の臨床的特徴としては，ケブネル現象，アウスピッツ現象，蝋片現象がある．ケブネル現象は乾癬患者の無疹部に外的な刺激を加えると，平均約2週間で乾癬が同部位に発症する現象である．アウスピッツ現象は皮疹の鱗屑を剥離すると点状出血がみられる現象である．これは真皮乳頭の上の表皮が薄く，鱗屑を削ると毛細血管からの出血を肉眼的に認めるために起こる現象である（図2）．

（多田弥生）

References
1）Elder JT, Nair RP, Guo SW, et al. Arch Dermatol. 1994；130：216-24.
2）Ellinghaus E, Ellinghaus D, Stuart PE, et al. Nat Genet. 2010；42：991-5.
3）Genetic Analysis of Psoriasis Consortium & the Wellcome Trust Case Control Consortium 2, Strange A, Capon F, Spencer CC, et al. Nat Genet. 2010；42：985-90.
4）Greb JE, Goldminz AM, Elder JT, et al. Nat Rev Dis Primers. 2016；2：16082.
5）Li W, Han J, Choi HK, Qureshi AA. Am J Epidemiol. 2012；175：402-13.

第1章 乾癬の基礎知識

2 疫学・QOL

Summary

乾癬の有病率は国や地域，人種によって異なる．わが国では 0.1～0.3％と推測されている．日本乾癬学会では毎年全国の主要な 130 施設を対象に乾癬患者登録の集計を行っており，2016 年度の結果は，男女比が約 2：1，尋常性乾癬が約 76％，乾癬性関節炎（関節症性乾癬）が約 15％であった．乾癬患者は糖尿病，高血圧，脂質異常症などのメタボリックシンドロームを合併する率が高く，重症乾癬患者では心筋梗塞発症リスクが高い．また，"Psoriatic March"（乾癬マーチ）という概念が提唱されている．乾癬患者の QOL は大きく障害されており，患者の精神的，社会的，経済的負担は大きい．とくに若年発症患者では早期の治療介入が望まれる．

1 疫 学

1. 有病率

乾癬は世界的に存在する疾患であるが，有病率は国や地域，人種によってかなり異なり，0.1～11.8％と幅がある．欧米白色人種では人口の約 2～3％であるが，アフリカの黒人やアジア人では低く[1]，わが国では 0.1～0.3％と推定されている[2]．

日本乾癬学会が毎年全国の主要な 130 施設を対象に行っている乾癬患者登録の集計によると，2016 年度の全国の登録患者数は約 2,800 名／年，男女比は約 2：1 であった．尋常性乾癬が全体の約 76％，乾癬性関節炎（関節症性乾癬）が約 15％と報告されている[2]．

若年者では女性の割合が多く，年齢が高くなると男性の割合が増加する．発症年齢は女性では 20～29 歳にピークがあり，男性では 30～39 歳と 60～69 歳の 2 峰性である．

保険のレセプト情報をもとに乾癬患者数を推計した場合，全国には約 56 万人の乾癬患者が存在することが推測され，罹患率 0.44％，男女比 1.36：1 と報告されている[3]．この報告によると，皮膚科以外の内科や整形外科などでも多くの乾癬患者を診療している（図 1）．日本乾癬学会の疫学調査がわが国の比較的規模の大きな病院を対象としているのに対し，この報告では全国のレセプト情報をもとにデータを抽出しており，より実数に近いデータと考えられる．この報告によれば，乾癬患者でなんらかの全身治療を受けている患者は 3.1％，生物学的製剤による治療を受けている患者は 1.2％であり，9 割以上は外用療法で加療されているということになる．外用療法が適当な軽症患者が多いということか，あるいは中等症から重症でも十分な治療が受けられていないのかは不明であるが，自治医科大学が所在する栃木県の実情から考

② 疫学・QOL

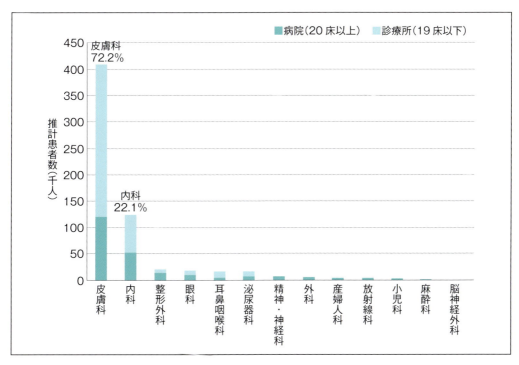

図1　診療科別乾癬患者数

(文献3より転載)

えると，まだまだ十分な治療がなされていない患者が多数存在するものと考えられる．

2. 合併症

　乾癬患者は健常人に比べ，糖尿病や高血圧症，脂質異常症などの合併率が高い．照井らの報告によると，これらの疾患については健常人の1.5～2倍の罹患率である(図2)[3]．以前より，乾癬患者には肥満で，メタボリックシンドロームの患者が多いことが報告されていた．2006年には，若年で重症の乾癬患者では心筋梗塞リスクが非常に高いことがGelfandらにより報告されている(図3)[4]．"Atopic March"(アトピーマーチ)は，アトピー性皮膚炎患者が気管支喘息や花粉症などのアレルギー疾患を次々に発症する現象を指した概念であるが，Boehnckeらは"Psoriatic March"(乾癬マーチ)の概念を発表し注目された(図4)[5]．これは，乾癬患者では皮膚だけでなく全身性の炎症があり，炎症が長期に持続することによってインスリン抵抗性が生じ，血管内皮機能が障害されてアテローム性動脈硬化症が誘発され，結果的に心筋梗塞のリスクが高まる，というものである．この概念はあくまでも仮説であるが，乾癬患者に対しては，効果的で持続的な全身療法を導入することが重要であることが認識されるようになった．

第1章 乾癬の基礎知識

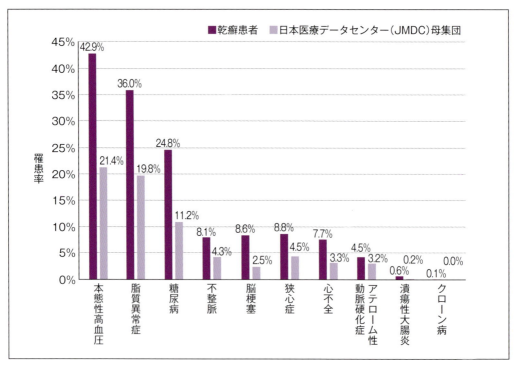

図2 乾癬患者の併存疾患

（文献3より転載）

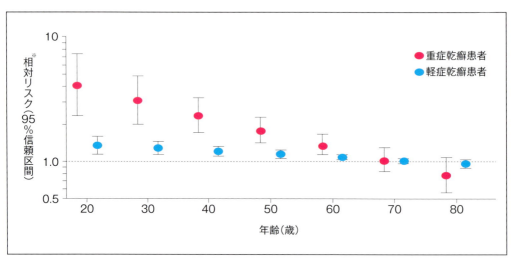

図3 乾癬患者における心筋梗塞リスク（年齢別）

※相対リスクは，高血圧，糖尿病，心筋梗塞の既往歴，脂質異常症，年齢，性別，喫煙，BMIで補正を行った（縦軸は対数目盛）．対象・方法：英国の診療研究データベース（GPRD1987〜2002年）を用いて軽症乾癬患者127,139例および重症乾癬患者3,837例，非乾癬患者（対照）556,995例を追跡（平均5.4年）し，心筋梗塞の発現リスクを解析した．
(JAMA, Oct 11, 296：1735-41, Copyright ©(2006) American Medical Association. All rights reserved)

② 疫学・QOL

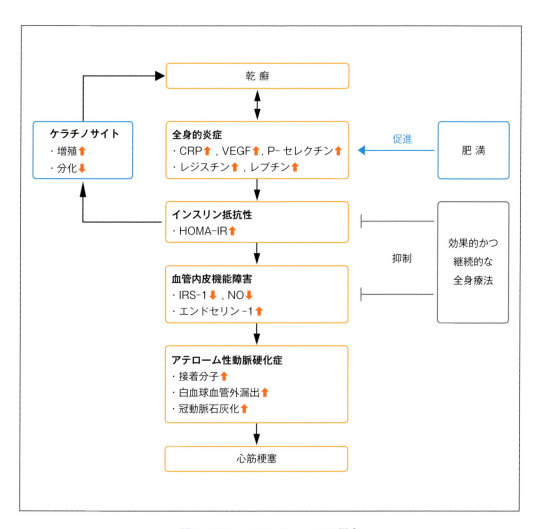

図4 "Psoriatic March"の概念
(Boehncke WH, et al, Exp Dermatol (c) John Wiley and Sons)

第1章 乾癬の基礎知識

2 QOL

乾癬患者の quality of life（QOL：生活の質）は，高血圧や悪性腫瘍などの他の疾患と比較してもかなり低下していることが知られている（表1，図5）．乾癬は，皮膚に赤い鱗屑を伴う局面が多発するため，整容上とくに問題となる．温泉やスポーツなどの娯楽の範囲が狭まり，

表1 乾癬が身体および精神衛生に与える影響：他の疾患との比較（PCS および MCS）

	症例数	SF-36 の身体的側面の QOL サマリースコア（PCS）		SF-36 の精神的側面の QOL サマリースコア（MCS）	
		平均（SD）	順位*	平均（SD）	順位*
乾癬	317	41.17（14.21）	10	45.69（11.37）	9
健康成人†	468	55.26（5.10）	1	53.43（6.33）	1
皮膚炎†	214	46.88（11.49）	2	46.16（12.06）	8
関節炎†	826	43.15（11.62）	6	48.81（11.11）	7
癌†	105	45.12（11.60）	3	48.82（11.07）	6
慢性肺疾患†	182	42.31（14.08）	8	44.47（12.28）	10
高血圧‡	2,089	44.31（10.76）	5	52.22（9.28）	2
心筋梗塞‡	107	42.64（10.02）	7	51.67（8.19）	4
うっ血性心不全‡	216	34.50（12.08）	11	50.43（11.13）	5
2 型糖尿病‡	541	41.52（11.27）	9	51.90（9.55）	3
うつ‡	504	44.96（12.05）	4	34.84（12.17）	11

＊順位が上位であるほど機能が良好である．†機能的健康状態の全国調査（米国）より．‡医学的転帰の全国調査（米国）より．健康関連 QOL 調査（米国，乾癬患者：317 例）と機能的健康状態および医学的転帰の全国調査からのデータの比較．
SF-36：MOS 36-item Short Form Health Survey，PCS：身体的側面の QOL サマリースコア（Physical component summary），MCS：精神的側面の QOL サマリースコア（Mental component summary）．
（Reprinted from J Am Acad Dermatol, 41（3 Pt 1）, Rapp SR, et al, Psoriasis causes as much disability as other major medical diseases, 401-7, Copyright（1999）, with permission from Elsevier）

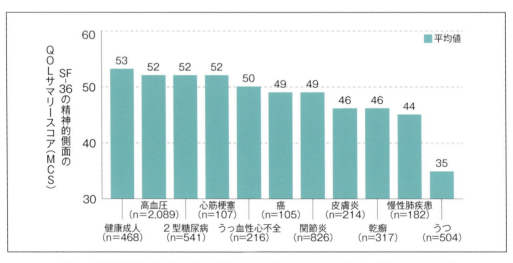

図5 乾癬が精神衛生に与える影響：他の疾患との比較（参考：MCS のグラフ）
HRQL 調査（米国，乾癬患者：317 例）と機能的健康状態および医学的転帰の全国調査からのデータの比較．HRQL：Health-Related QOL（健康関連 QOL），SF-36：MOS 36-item Short Form Health Survey，MCS：精神的側面の QOL サマリースコア（Mental component summary）．
（Reprinted from J Am Acad Dermatol, 41（3 Pt 1）, Rapp SR, et al, Psoriasis causes as much disability as other major medical diseases, 401-7, Copyright（1999）, with permission from Elsevier）

② 疫学・QOL

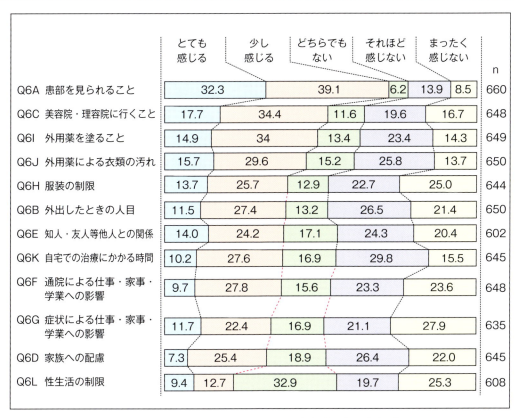

図6 日常生活におけるストレス（患者満足度調査より）
（中川秀己, 他. 日皮会誌. 2005；115：1449-59 より転載. © 日本皮膚科学会）

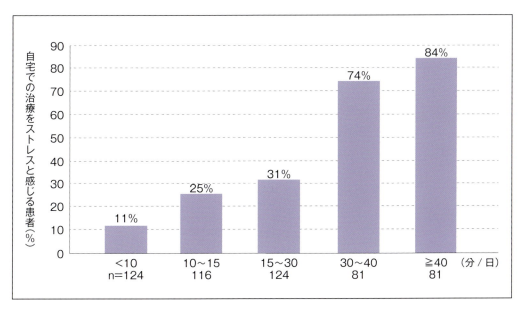

図7 自宅での治療時間とストレス（患者満足度調査より）
（中川秀己, 他. 日皮会誌. 2005；115：1449-59 より転載. © 日本皮膚科学会）

第 1 章　乾癬の基礎知識

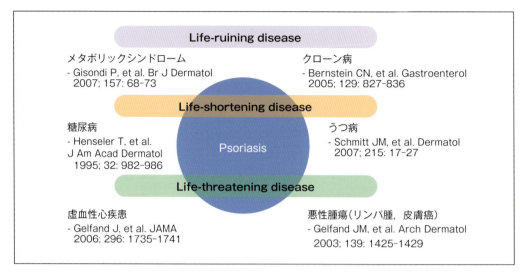

図 8　乾癬の併存疾患と疾患概念

（大槻マミ太郎先生原図）

　人と会うこと自体に影響が出る場合もある（図 6）．不登校や引きこもりの原因となったり，進学や職業選択への影響が出たりする．その結果，社会的活動が制限され，精神的，経済的負担を生じ得る．またその病態に関連してうつ病などの精神疾患の合併が多い可能性も報告されている．さらに，関節症状を伴う乾癬性関節炎患者では，関節痛や関節の変形のために，日常の動作が制限される場合がある．家事や仕事が苦痛となり通常の業務ができず，さらに休職や失職のために経済的影響が生じる．また，治療のために軟膏を外用すること自体がストレス源となっている患者も存在する（図 6，7）．最近では，生物学的製剤による経済的負担が大きな問題ともなり得る．

　このように乾癬は，その重症度によっては学業や職業選択に影響を及ぼし，結婚などの人生における重要な出来事を左右する．そのため，若年発症の重症患者では，早い段階で疾患の負担を軽減しないと，乾癬という疾患のためにその後の人生の道筋が本来とは異なってしまう可能性がある．癌は life-threatening disease，糖尿病や高血圧が life-shortening disease であるのに対し，乾癬は life-ruining disease であると位置付けられる（図 8）．

（小宮根真弓）

■References
1）Gudjonsson JS and Elder JT. Chapter 18 Psoriasis in Fitzpatrick's Dermatology in General Medicine 8th edition. McGrawhill. 2012. pp197-231.
2）日本乾癬学会　2016 年度新規乾癬登録患者統計．
3）照井 正，中川秀己，江藤隆史，小澤 明．臨床医薬．2014；30：279-85.
4）Gelfand JM, Neimann AL, Shin DB et al. JAMA. 2006；296：1735-41.
5）Boehncke WH, Boehncke S, Tobin AM, Kirby B. Exp Dermatol. 2011；20：303-7.

② 疫学・QOL

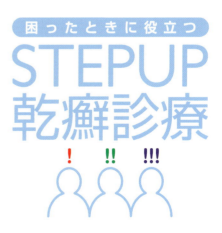

第1章 乾癬の基礎知識

3 乾癬の病型

Summary

　乾癬の病型の理解としては，まず乾癬の5型（尋常性乾癬，滴状乾癬，乾癬性関節炎，乾癬性紅皮症，膿疱性乾癬）を理解することが基本である．そのうえで，爪乾癬などを理解し，乾癬性関節炎の複雑な病態を理解することで，乾癬の全体像が明らかとなるであろう．本稿では，それぞれの病型の皮疹を細かく記載した．臨床診断（一見診断）は比較的容易であるが，同じ病型といってもバリエーションがかなり多く，非典型例も存在する．病型を考えたうえでの鑑別診断は重要である．

BASIC

尋常性乾癬，滴状乾癬，乾癬性関節炎，乾癬性紅皮症，膿疱性乾癬の5型が基本病型である．皮疹は，紅斑，丘疹，局面，浸潤，鱗屑，膿疱がみられ，それらが組み合わさる．また，好発部位，分布などの特徴があり，それぞれの病型が形成される．典型的なものは比較的診断が容易であるが，非定型であったり掻破，薬剤，治療などで修飾が加わったりすると診断は難しくなる．それでも，好発部位である頭部，肘，膝などをみることで乾癬を疑うことは十分に可能である．

1. 尋常性乾癬（図1）

　尋常性乾癬は乾癬全体の約90％を占める．初発は頭部，肘，膝から発症することが多い．頭部では後頭部，側頭部に多く発症し，フケ（鱗屑）が多いことで気付くが，脂漏性皮膚炎との鑑別が難しい．脂漏性皮膚炎との違いは，乾癬では被髪頭部を超えることと，耳介後部や前額部などで鱗屑を伴う紅斑がみられることである．なお，乾癬の病勢が強いときは鱗屑のサイズが大きく，少なくとも脂漏性皮膚炎に比べれば大きい．

　紅色丘疹が融合して紅色局面を形成していく．固着するように大きな局面を形成するタイプから，やや動きのあるような直径1～3cm大の紅色局面のみられるものもある．表面の鱗屑は，未治療であったり，病勢が強い場合，銀白色で固着するが，雲母状にめくれる．また，雲母状の鱗屑をめくっていくと出血点がみられる（アウスピッツ現象）．どの患者でもみられるわけではないが，病勢が強い（活動性が高い）ときにみられる．

一見正常にみえるところをこすることで生じるケブネル現象は，すべての乾癬患者に生じるわけではなく，約50％程度に生じる．同様に，最近では瘙痒がある患者が増えてきたが，皮疹の範囲が広範囲であるにもかかわらず，瘙痒があまりない患者も存在する．

これらのバリエーションを理解することは難しいが，基本的な皮疹構築が紅斑，丘疹，局面，浸潤，鱗屑という好発部位，分布の特徴なので，尋常性乾癬を疑うことはそれほど難しくはないのではないかと思われる．

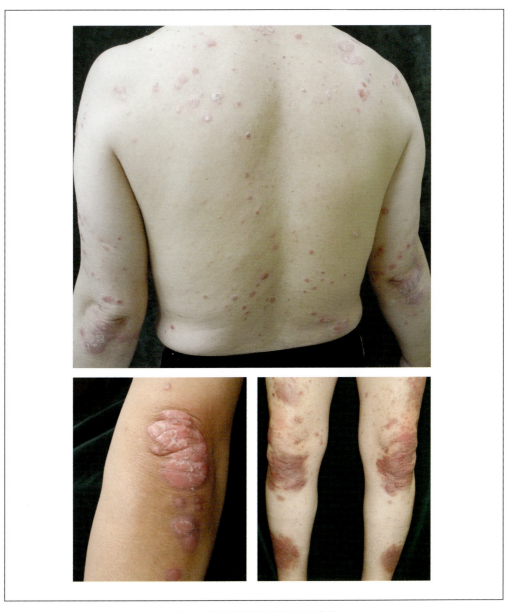

図1　尋常性乾癬の特徴的な皮疹
紅斑，瘙痒，局面，浸潤，鱗屑が組み合わさって皮疹が出現．刺激が加わる部分に好発する．

第1章　乾癬の基礎知識

2. 滴状乾癬（図2）

　体幹や四肢に，2，3mm〜1cm程度の鱗屑を伴う紅色丘疹，紅色局面がみられる．乾癬のうち約4％を占める．比較的若い世代に多く，上気道炎，扁桃腺炎などの細菌感染症や病巣感染症に関連することが多い．1〜3カ月ですべての皮疹が自然に消退するような場合もあるが，基本的には慢性に経過して尋常性乾癬に移行する．皮疹のサイズが1cmを超えないものは，大きくなれば消退していく一方，新生がみられるため，四肢・体幹に均一に分布しているようにみられる．新生する皮疹（すなわち，小さな丘疹）の数をみながら，治療効果があるかを判断する．

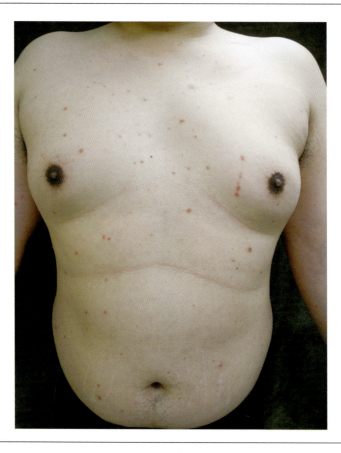

図2　滴状乾癬
右腹部にケブネル現象がみられる．

3. 乾癬性関節炎（関節症性乾癬）(図3)

　乾癬性関節炎は近年増加傾向にあり，世界的には乾癬全体の約6〜34％を占めるといわれるが，日本では乾癬全体の10％程度と推定される．皮膚症状が先に現れることが多く(85％)，手先や足先に近い関節に痛み，腫れ，変形などを生じる．

　乾癬性関節炎は，1.乾癬の皮疹に加え，2.爪病変，3.末梢性関節炎，4.体軸性関節炎，さらに5.付着部炎，6.指趾炎などが生じる複雑な病態をもつ疾患である．分類としては，Moll and Wrightによる分類が有名であり，5型からなっている．①非対称性少関節炎型，②対称性多関節炎型，③遠位関節炎型があり，④ムチランス型関節炎に移行する．また，体軸病変として⑤強直性脊椎炎型がある．乾癬性関節炎においては，アキレス腱や足底部の痛みや腫れ，臀部や腰部の痛み（炎症性腰痛），指炎・朝のこわばり，さらには爪の点状陥凹や爪甲剝離（爪乾癬），被髪頭部の紅斑・鱗屑（頭部乾癬）などの症状が認められ，早期診断のきっかけとなる．皮膚科医として，乾癬性関節炎の徴候を見逃さず，早期診断につなげることが重要である．

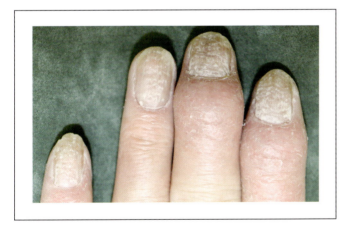

図3　乾癬性関節炎の爪病変
爪母，爪床の乾癬病変がみられる．

4. 乾癬性紅皮症(図4)

　乾癬性紅皮症は乾癬の皮膚症状が全身に広がり，紅皮症化(80％以上)したものをいう．尋常性乾癬や膿疱性乾癬から移行することが多いが，乾癬性関節炎と膿疱性乾癬との間を移行し非典型的な経過をたどるものがある．

　上記の2つのパターン以外に，*CARD14*のヘテロ変異をもつ患者のなかで，毛孔性紅色粃糠疹の紅皮症か，もしくは乾癬の紅皮症か判断できない場合がある．短い期間で，尋常性乾癬や膿疱性乾癬の皮疹がなく，いきなり紅皮症化する症例をまれに経験することがあり，これが3つ目のパターンではないかと思われるが，教科書レベルでの記載はほとんどない．

第1章 乾癬の基礎知識

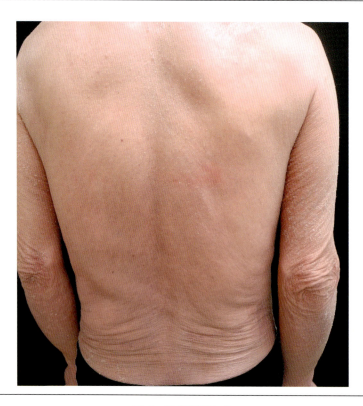

図4　乾癬性紅皮症
体表面積(BSA)80％以上の紅皮症化したものをいう．

5. 膿疱性乾癬（図5）（表1）

　発熱や全身倦怠感，悪寒などとともに，全身に紅斑を生じ，粃糠様もしくは落葉状の落屑を伴い，無菌性膿疱が多発する．病勢が強ければ，さらに膿疱が融合し，膿海を形成する．その後，びらんもしくは剝脱していく．病勢が強ければ，剝脱した部分からも新たな膿疱が新生し，周囲にも拡大していく．

　尋常性乾癬がなく，何かの誘因（特定されない場合もある）で紅斑が拡大し，同時に膿疱が出現するようなタイプは，発熱などに対する対症療法を行うことで数日から数週で自然に良くなるものもあれば，拡大が止まらず生物学的製剤を必要とする場合もある．いったん皮疹がまったくない状態になってから，数カ月から半年程度で同様のエピソードをくり返す患者もあれば，数年に1回くり返す場合もある．

　一方，尋常性乾癬の経過中に全身性の膿疱をきたしたものは，急性汎発性膿疱性乾癬として，von Zumbuschが1910年に報告した（von Zumbuchタイプ）．現時点では急性タイプとして分類されている．

　汎発型の分類は，①急性型（von Zumbuchタイプ），②疱疹状膿痂疹，③稽留性肢端皮膚炎の汎発型，④小児汎発性膿疱性乾癬の4型がある．

③ 乾癬の病型

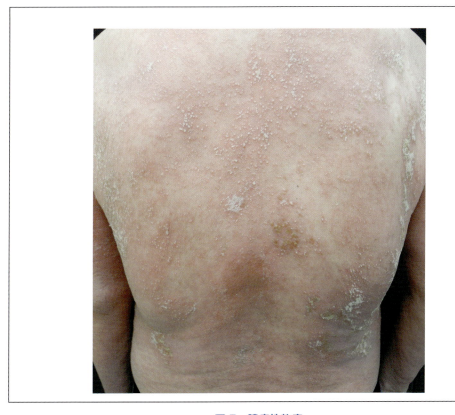

図5 膿疱性乾癬
膿疱，紅斑，浮腫の範囲が重症度に関連する．また膿疱の大きさは病勢を反映する．

表1 日本皮膚科学会が定める重症度判定基準スコア（JDA 総スコア）

| A 皮膚症状の評価：紅斑，膿疱，浮腫（0〜9） |
| B 全身症状・検査所見の評価：発熱，白血球数，血清CRP，血清アルブミン（0〜8） |
| ○重症度分類：　　軽症　　　中等症　　　重症 |
| （点数の合計）　（0〜6）　（7〜10）　（11〜17） |

A 皮膚症状の評価（0〜9）				
	高度	中等度	軽度	なし
紅斑面積（全体）*	3	2	1	0
膿疱を伴う紅斑面積**	3	2	1	0
浮腫の面積**	3	2	1	0

*：体表面積 に対する%（高度：75%以上，中等度：25%以上75%未満，軽度：25%未満）
**：体表面積 に対する%（高度：50%以上，中等度：10%以上50%未満，軽度：10%未満）

B 全身症状・検査所見の評価（0〜8）			
スコア	2	1	0
発熱（℃）	38.5 以上	37 以上 38.5 未満	37 未満
白血球数（/μL）	15,000 以上	10,000 以上 15,000 未満	10,000 未満
血清 CRP（mg/dL）	7.0 以上	0.3 以上〜7.0 未満	0.3 未満
血清アルブミン（g/dL）	3.0 未満	3.0 以上〜3.8 未満	3.8 以上

（照井 正，他．日皮会誌．2015；125：2211-57 より転載．©日本皮膚科学会）

ADVANCE

爪乾癬の存在が乾癬性関節炎の早期をとらえている可能性があり，爪乾癬をみること（爪の診察）が大切となってきた．爪乾癬は，爪母乾癬と爪床乾癬に分かれる．爪以外に病変がない場合，爪乾癬の存在が乾癬性関節炎の重要な診断根拠となる．

1. 爪乾癬（図6）

　爪乾癬は，乾癬の初発症状であることがあるが，乾癬の典型的な皮疹はなく，頭部乾癬の範囲が狭くみられることがある．爪乾癬のみの場合は，診断は難しい．最近では，DIP関節の付着部炎のため爪乾癬を生じるとも考えられ，爪乾癬の存在が乾癬性関節炎の早期をとらえている可能性が示唆されるようになった（図7）．

　爪母の病変を爪母乾癬といい，点状陥凹，横線，爪粗糙，白色爪，赤色爪半月，爪甲縦溝，爪甲粗糙化，爪甲白斑などがみられる．また，爪床の病変を爪床乾癬といい，爪甲剝離，線状出血，油滴，爪甲下角質増殖などがみられる．なお，点状陥凹は円形脱毛症でもみられることがあるが，上記の爪母，爪床の病変の組み合わせがある場合は，爪乾癬と考えてもよい（図8）．

　NAPSIという評価方法により，爪を4分割し，爪母乾癬と爪床乾癬に分け，病変があれば1点，なければ0点として評価すると，1つの爪に対して最高8点となる．手指，足趾とも行うと，合計の最大が160点となる．

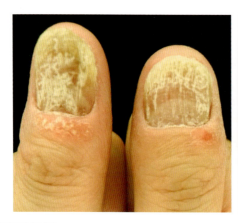
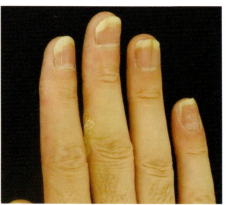

図6　典型的な爪乾癬

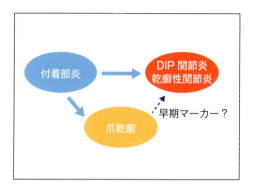

図7 爪乾癬：関節炎の早期マーカー
(筆者作成)

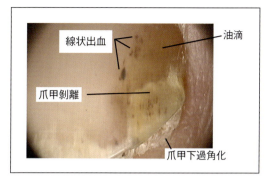

図8 爪乾癬診断のコツ
(筆者作成)

MASTER

乾癬性関節炎の理解には，6つの病態ドメインがわかりやすい．乾癬であれば約10％程度に乾癬性関節炎が合併しているが，皮膚科医として，スクリーニングツールなどを用いて見つけること，アセスメントすることが重要である．

1. 乾癬性関節炎

下記に診断のポイントをまとめた．
- 乾癬性関節炎の6つのドメイン（図9）を理解する．
- 早期発見には，アキレス腱や足底部の痛みや腫れ，臀部や腰部の痛み（炎症性腰痛），指炎・朝のこわばりを見逃さない．
- 爪の点状陥凹や爪甲剥離（爪乾癬），被髪頭部の紅斑・鱗屑（頭部乾癬）などの症状は，乾癬性関節炎の発症と関連のある皮疹部位にみられる．
- PEST，PASEといったスクリーニングツールを用いて，乾癬性関節炎を見出す．とくにPESTは5つの質問のみであり，簡便・有用である．

乾癬性関節炎の診療の流れを図10に示す．

乾癬性関節炎の診断の参考には，皮膚科医としては，スクリーニングツールを用いるのが簡便である．

　PESTは，下記5つの質問をし，5点中3点以上で乾癬性関節炎を疑う．
　1. 今までに関節が腫れたことはありますか？
　2. 今までに医師から関節炎があると言われたことはありますか？

第1章 乾癬の基礎知識

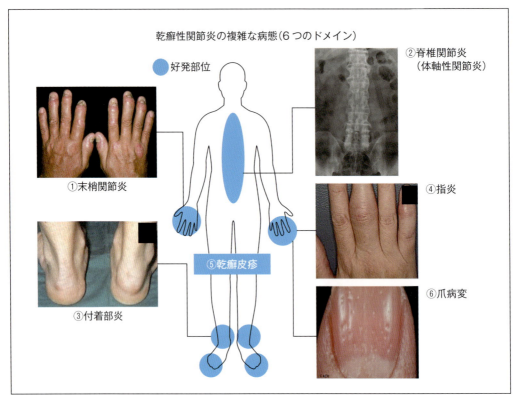

図9 乾癬性関節炎の病態

(筆者作成)

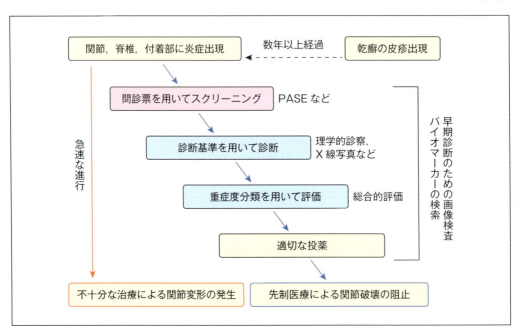

図10 乾癬性関節炎の診療の流れ
(森田明理. 分子リウマチ治療. 2015;8:191-5 より転載)

3. 手足の爪にくぼみや穴が空いたような症状はありますか？
4. かかとに痛みはありますか？
5. はっきりとした理由はないが，手足の指に腫れや痛みはありましたか？

　もう1つは，PASE（Psoriatic Arthritis Screening and Evaluation）などの問診票を用いてスクリーニングを行う．PASE は症状に関する7つの質問および機能に関する8つの質問で構成され，各質問に対して患者が5段階（1～5点）で回答するスクリーニングツールである．感度82％，特異度73.1％であり，信頼性が高く，乾癬性関節炎の診断と評価の両方に応用可能である．47点が診断の目安である．スクリーニングツールで乾癬性関節炎が疑われれば，リウマチ専門医に紹介をして，理学所見，X線撮影，必要に応じてエコー，MRI を行い，評価を行う．そのうえで，生物学的製剤を含め，適切な医療を提供する．
　乾癬皮疹の範囲が広いほど，乾癬性関節炎の合併率が高くなるが，一方，乾癬性関節炎の患者全体をみた場合には，乾癬皮疹の範囲が狭いかほとんどない（頭部乾癬のみ）場合もあるので，乾癬皮疹がない場合は診断は難しくなる．

掌蹠膿疱症の掌蹠外皮疹

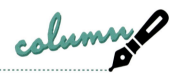

　掌蹠膿疱症の掌蹠外皮疹については記載が少ないので，1980年発刊の『現代皮膚科学大系12巻』の「掌蹠膿疱症」（田上八朗先生著）より抜粋する．

　「掌蹠外皮疹：被髪頭部，耳殻に境界の比較的明瞭な薄い落葉状の白色鱗屑を付着する紅斑，四肢伸側，特に下腿，膝蓋部，足背にめだたない落屑性の紅斑性局面を生じる．四肢の皮疹では直径1～2ミリの細かい膿疱が散在してみられることもある」

　掌蹠外皮疹は乾癬の皮疹に酷似するが，掌蹠膿疱症があることだけが鑑別ではなく，上記の記載のように，明らかに乾癬の皮疹とは異なる印象を持つ．紅斑や紅色局面は浸潤が少なく，鱗屑が少ない．名古屋市立大学皮膚科では，先輩から，膝下は掌蹠外皮疹で取るが，膝を超えた場合には乾癬を考慮することを教えられた．乾癬の新たな治療方法がどんどん登場することで，改めて40年前の記載を確認し，さらに診断や治療の精度を高めることができるのではないかと感じた．見て結果が出るようなものはAIに置き換わる可能性があるが，皮膚科診療医にはAIの超えられない歴史があるかもしれない．

（森田明理）

第1章 乾癬の基礎知識

4 検査と評価項目

Summary

　乾癬と診断された患者が不安に思うことが多いのが，「医師は一部の皮疹だけをみて診断し，治療方針を決めた」というものである．全身療法の必要性の有無につながる重症度評価，外用剤の必要な処方量の決定には，皮疹の範囲，難治部位での皮疹の有無が必要な情報である．関節炎の有無の評価の入り口として，関節のこわばり，痛みなども忘れずに聞きたい．視診で診断がつかない場合の皮膚生検は有用である．関節炎を疑った場合の確定診断には触診のほか，画像検査，血液検査が有用である．

1 乾癬の検査

1. 問診

　典型的な乾癬にみえても，薬疹であったり異型白癬であったりすることがたまにあるので，診断の精度を上げるためにも問診にはとくに初診時，忙しくても時間をかけたい．併存疾患の発見にも重要である．

発症年齢：発症のピークは女性では20〜29歳，男性では30〜39歳と60〜69歳の2峰性である．10〜20歳代の若年発症は遺伝的素因が背景にあることがあり，若年発症は重症化しやすいとされる．

家族歴：父母など血のつながった家族に乾癬があれば，遺伝的素因が背景にあることを示唆する．

既往歴，既往の症状：とくに，乾癬に合併しやすい高血圧，脂質異常症，糖尿病などのメタボリックシンドローム，高尿酸血症，心血管イベントの有無．乾癬に合併しやすいうつ病，歯周病，骨粗鬆症，関節炎，ぶどう膜炎，炎症性腸疾患やそれらを疑わせる症状の既往がないか（あれば精査が必要になる）を確認する．

内服中薬剤：乾癬の発症のきっかけとなり得る薬剤（カルシウム拮抗薬，β遮断薬，リチウム，NSAIDs，インターフェロンなど）の投与の有無．あれば，内服開始後に乾癬を発症していないか，時系列を確認する．

生活歴：喫煙（発症のリスク因子であり，治療抵抗性の一因となり得る），飲酒量（乾癬の患者は脂肪肝の合併が多く，重症化しやすいことも知られている．こうした患者では飲酒過多は肝障害増悪につながり得るので飲酒量を控える指導が必要になる）．

瘙痒，痛み：VASスコアを用いて確認する．

2. 視診

　非典型的な皮疹のなかから顕著な角化や紅斑により乾癬を疑い，好発部位に典型的な乾癬の皮疹をみつける視診は乾癬の診断において最も重要である．乾癬性関節炎の場合には皮疹面積は2％以下の症例が半分以上であるので，問診から疑ったら，頭皮，爪などに皮疹がないか注意深く観察する．

頭皮：髪の毛をかき分けて全体をみる（図1）．とくに生え際，後頭部，耳の中，眼鏡のツルの当たるところをみる．

顔面：脂漏部位を中心にみる．口腔内は歯周病，地図状舌などの粘膜症状，口腔内カンジダ，扁桃肥大を確認する．

四肢，体幹：肘，膝，下腿，腰部，臀部（臀裂部）など伸展部位を中心に，外陰部についてはまず口頭で症状がないか確認し，あれば患者に許諾を得てから視診．

手掌，足底，爪：足白癬，爪白癬様の症状（乾癬の症状と区別がつきにくいことがある）があれば鏡検．日常生活の障害をきたすような過角化，亀裂がないかもみる．掌蹠膿疱症との鑑別のため，膿疱の有無も確認する．とくに乾癬かどうかの診断に迷う場合に，爪の所見は重要である（図2）．

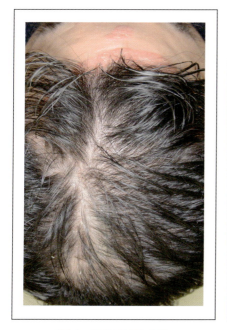

図1　乾癬の頭皮症状

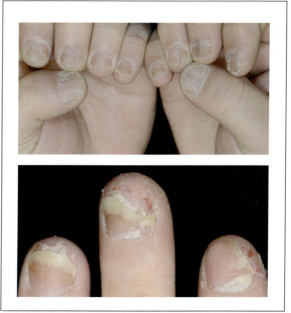

図2　乾癬の爪症状

第1章　乾癬の基礎知識

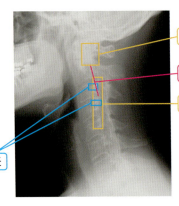

骨癒合，椎弓根の融合

後弓前縁が前方に偏移

主突起の硬化性変化

椎体の付着部炎

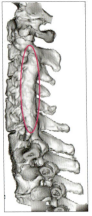

C2-Th1 横突起から椎弓にかけて癒合

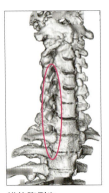

椎体腹側やLuschka関節に骨化，癒合あり

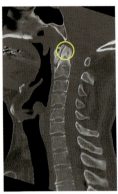

環軸椎の骨過形成変化

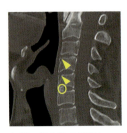

矢頭：C4-6 の偶角に付着部炎の骨過形成（方形化）

丸：C5/6 椎間板腹側に石灰化

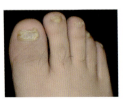

骨びらん
毛羽立ち状の骨増殖

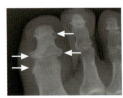

関節周囲の軟部組織の腫脹

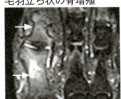

骨髄浮腫

図3　画像検査
a：頸部X線，b：頸部単純CT（3Dなどで立体的に病変把握），c：乾癬性関節炎の指趾炎（X線とMRI所見）． （筆者作成）

3. 触 診

浸潤の程度は触診で確認する．関節炎を疑わせる症状があれば，圧痛を確認する．とくに付着部である肘，手首，アキレス腱，足底腱膜は視診上痛みがなくても，圧痛でみつかることがある．

4. 皮膚生検

典型的な臨床症状を呈していなければ，組織も非典型的であるので，紅斑，浸潤，落屑の程度が最も顕著な病変部位を生検する．

5. 画像検査

関節炎を疑ったら骨X線，超音波エコー，(造影)MRI，CT検査を行う(図3)．関節炎の分布の把握や潜在的な関節炎の検出には骨シンチグラフィが有用であるが，被曝量が大きくなる(図4)．

6. 血液検査

基本的には健康診断を受けてもらい，乾癬の併存疾患を示唆する異常所見に対して無治療であれば，再検，精査，他科コンサルテーションも含めて対処する．内服薬，生物学的製剤による治療を行う場合には，それぞれの治療前に必要な検査を行う(後述)．関節炎を疑う症例では，リウマチ因子(陽性なら抗CCP抗体)，MMP-3，CRPを測定する．

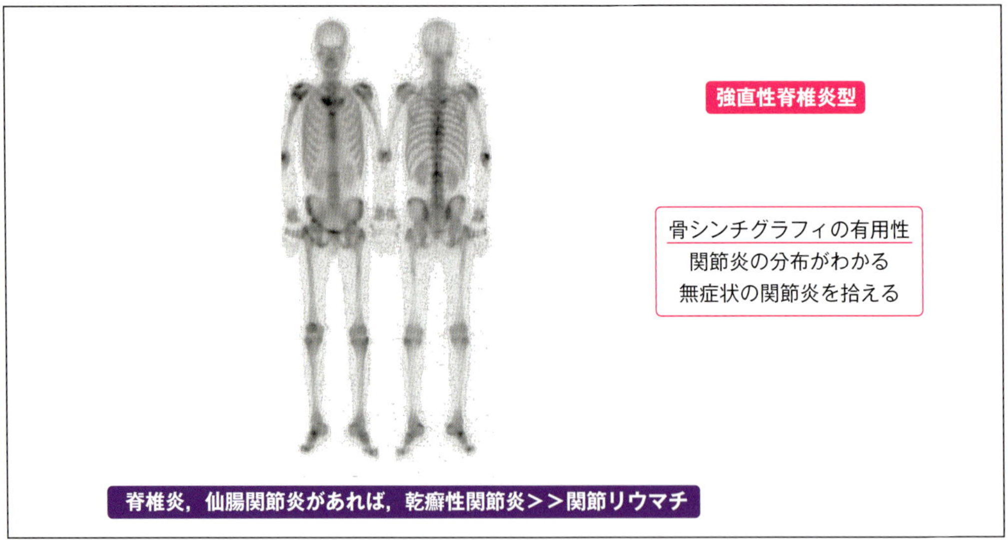

第1章　乾癬の基礎知識

図4　骨シンチグラフィ

（筆者作成）

2　乾癬の重症度を確定するために必要な評価項目

中等症以上は BSA10 以上，または PASI10 以上，または DLQI10 以上とされている．

1. 皮疹面積（body surface area ; BSA）

体表面積を 100％として，乾癬の病変部面積をパーセントで表した指標である．概ね，手のひら1枚分が1％とされる．全身に占める各部位の皮膚面積の割合は図5の通りである．

2. 皮疹面積と重症度の指標（psoriasis area severity index ; PASI）

紅斑，浸潤，落屑の程度と皮疹面積を加味して図6の計算式で算出する．

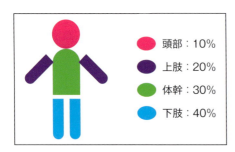

図5　全身に占める各部位の皮膚面積の割合

④ 検査と評価項目

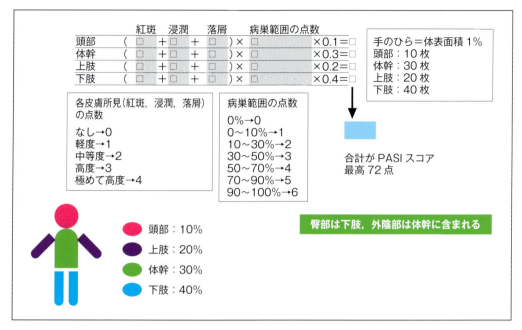

図6　PASI スコア算出法

3. 乾癬が患者の生活に及ぼす影響の指標

① dermatology life quality index；DLQI（図7）

　ここ1週間での下記の6つの下位尺度に関する10項目の質問に対する回答をスコア化したもの．30点満点で，5ポイントの改善は臨床的な意義があるとされる．DLQI 0〜1は生活への影響はないとされ，2〜5は小さな影響，6〜10は中程度の影響，11〜20は非常に大きな影響，21〜30は極端に大きな影響があるとされる．皮膚疾患全般に使用可能．

下位尺度
　①症状・感情，②仕事・学業，③日常活動，④人間関係，⑤レジャー，⑥治療

② psoriasis disability index；PDI（図8）

　皮膚疾患のなかでも乾癬に限って生活への影響を評価する指標．下記5つの下位尺度に関する15項目の質問に対する回答をスコア化している．45点満点．

下位尺度
　①日常活動，②仕事・学業，③人間関係，④レジャー，⑤治療

（多田弥生）

第1章　乾癬の基礎知識

皮膚の状態に関するアンケート
DLQI: Dermatology Life Quality Index

このアンケートは、ここ1週間で、皮膚の状態があなたの生活にどれくらい影響を与えたかをお伺いするものです。それぞれの質問で、もっともよくあてはまるものに一つだけ○をつけて下さい。

		非常に	かなり	少し	全くない	この質問は私にあてはまらない
1)	ここ1週間、皮膚にかゆみや痛み(ひりひり、ぴりぴり、ずきずきするような)を感じましたか	3	2	1	0	
2)	ここ1週間、皮膚の状態のせいで、恥ずかしく思ったり、まわりの人の目が気になったりすることがありましたか	3	2	1	0	
3)	ここ1週間、皮膚の状態のせいで、買い物や家事、家の仕事をするのに支障がありましたか	3	2	1	0	0
4)	ここ1週間、皮膚の状態のせいで、服装に影響がありましたか	3	2	1	0	0
5)	ここ1週間、皮膚の状態のせいで、人付き合いや自由時間の過ごし方に影響がありましたか	3	2	1	0	0
6)	ここ1週間、皮膚の状態のせいで、スポーツをするのに支障がありましたか	3	2	1	0	0

		はい	いいえ	この質問は私にあてはまらない
7)	ここ1週間、皮膚の状態のせいで、仕事や勉強がまったくできないことがありましたか	3	0	0

"いいえ"と答えた方のみにおうかがいします。

		かなり	少し	全くない
	ここ1週間、皮膚の状態のせいで、仕事や勉強の効率が落ちるようなことがありましたか	2	1	0

		非常に	かなり	少し	全くない	この質問は私にあてはまらない
8)	ここ1週間、皮膚の状態のせいで、夫(あるいは妻)、恋人、親しい友人、身内や親戚の人たちとの関係がうまくいかないことがありましたか	3	2	1	0	0
9)	ここ1週間、皮膚の状態のせいで、性生活に支障がありましたか	3	2	1	0	0
10)	ここ1週間、皮膚の治療や手入れのために、たとえば家が散らかったり、治療や手入れに時間がかかりすぎるなどの問題がありましたか	3	2	1	0	0

今日の日付： 西暦　　年　　月　　日

すべての問いにお答えいただけたか、もう一度ご確認下さい。ご協力ありがとうございました。

図7　DLQI

無断複製・配布はお控えください．
※ DLQIは，個人の非営利目的の研究に使用する際は登録の必要がありません．皮膚疾患のQOL評価DLQI，Skindex29 日本語版マニュアルに付随している「皮膚の状態に関するアンケート」をご使用下さい．
個人の非営利目的以外の使用については，iHope International 株式会社までお問い合わせください．E-mail: qol@sf-36.jp

---

1) 福原俊一, 鈴鴨よしみ. DLQI 日本語版と Skindex-29 日本語版. アレルギーの臨床. 2007；358：23-7.
2) Takahashi N, Suzukamo Y, Nakamura M, Miyachi Y, Green J, Ohya Y, Finlay AY, Fukuhara S；Acne QOL Questionnaire Development Team. Japanese version of the Dermatology Life Quality Index：validity and reliability in patients with acne. Health and quality of life outcomes. 2006；4：46.

④ 検査と評価項目

乾癬患者の生活の質についての質問票

以下のそれぞれの質問について，一番よくあてはまるものに○をつけてください。
最近の1か月間に起こったことについてお答え下さい。

		非常にある	ある	少しある	まったくない

■日常の活動についての質問

1	乾癬のために，屋外で行う仕事（ごみ出し，庭掃除，洗車など）を控えることがありましたか？	3	2	1	0
2	乾癬のために，服の種類・素材や色に気をつかったことがありましたか？	3	2	1	0
3	乾癬のために，服の着替えや洗濯の回数が増えたことがありましたか？	3	2	1	0
4	乾癬のために，美容院や理髪店に行くのを控えたり，支障が生じたことがありましたか？	3	2	1	0
5	乾癬のために，普段より入浴回数が増えたことがありましたか？	3	2	1	0

質問6～8については，下記のAかBのいずれかを選択し回答してください。

A. 仕事や学業についている方

6	乾癬のために，仕事や学校を休んだり，遅刻・早退したことがありましたか？	3	2	1	0
7	乾癬のために，仕事や学校で活動が思うようにできなかったことがありましたか？	3	2	1	0
8	乾癬のために，あなたの仕事上の立場や履歴・学歴に影響が及んだことがありましたか？ 例）昇進（進級）できなかった，失業（退学）した，転職（転校）するように言われた，など	3	2	1	0

B. それ以外の方

6	乾癬のために，日常の生活において，何か行動を控えたことがありましたか？	3	2	1	0
7	乾癬のために，日常の生活の行動パターンを変えたことがありましたか？	3	2	1	0
8	乾癬のために，あなたの社会的な立場に影響が及んだことがありましたか？	3	2	1	0

■人間関係についての質問

9	乾癬のために，あなたの夫（あるいは妻），親しい友人，身内や親戚との関係がうまくいかないことがありましたか？	3	2	1	0
10	乾癬のために，異性との関係に支障を感じたことがありましたか？	3	2	1	0

■余暇についての質問

11	乾癬のために，人目に触れる場所に行くのを止めたことがありましたか？	3	2	1	0
12	乾癬のために，スポーツをするのに支障が生じたことがありましたか？	3	2	1	0
13	乾癬のために，温泉，サウナ，銭湯，海水浴場，プールなどの使用をためらったり，嫌がられたり，断られたことがありましたか？	3	2	1	0
14	乾癬のために，通常よりタバコやお酒の量が増えたことがありましたか？	3	2	1	0

■治療についての質問

15	乾癬あるいは乾癬治療のために，あなたの家が汚れたり散らかったことがありましたか？	3	2	1	0

すべての質問に回答したかどうかをご確認下さい。
ご協力ありがとうございました。

図8　PDI

（福地 修，他．臨皮．2007；61：87-91 より転載）

第1章 乾癬の基礎知識

5 鑑別診断

Summary

乾癬は炎症性角化症に分類される慢性の炎症性皮膚疾患であり，典型的なものは臨床的，肉眼的に診断が可能であるが，時に乾癬に紛らわしい他の疾患や，あるいは他の疾患に似た乾癬の症例が存在するため，注意が必要である．

乾癬の鑑別診断としては，本稿で紹介するような境界明瞭な角化性紅色局面を呈する疾患が挙げられる．

BASIC

乾癬の皮疹に似た臨床像をとることで有名な疾患を紹介する．これらの疾患の存在を知っていることで，鑑別疾患として想起することが可能である．
- 局面型サルコイドーシス
- Ⅱ期梅毒
- 脂漏性皮膚炎
- ボーエン病
- 貨幣状湿疹
- 全身性エリテマトーデス(SLE)の丘疹角化性皮疹

■局面型サルコイドーシス

サルコイドーシスは，皮膚病変としては結節型，局面型，びまん浸潤型，皮下型などがあるが，そのなかで局面型のタイプが乾癬様の皮疹を呈する場合があるため，鑑別が必要である．典型的な局面型サルコイドーシスは，中心がやや陥凹，萎縮性で辺縁紅色の局面で，鱗屑に乏しいため鑑別は容易であるが，時に落屑を伴う乾癬様の局面を呈する局面型サルコイドーシスの症例があり，注意が必要である（図1）．図の症例では，表皮直下の真皮浅層にサルコイド結節が認められ，表皮の角化と炎症細胞浸潤を伴っていた．真皮の浅い部分にサルコイドの病変が存在するために，表皮の変化が強く現れ，鱗屑や紅斑が乾癬様に観察されたものと考えられる．

図2も局面型サルコイドーシスの症例である．皮疹の中心部がやや陥凹し萎縮性である点が乾癬と異なる．

鑑別のポイント ①表皮の変化が少ない，②中央がやや陥凹していることが多い，③萎縮性のこともある．

⑤ 鑑別診断

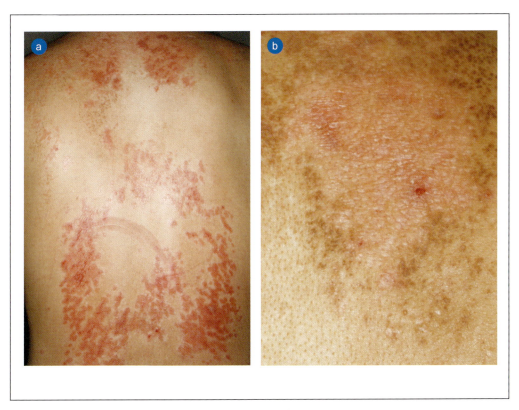

図1 局面型サルコイドーシス
a：背部の紅斑．広範囲に左右対称性に分布していた，b：背部皮疹の拡大像．上背部の鱗屑を伴った紅斑．周囲の褐色丘疹はアミロイド苔癬であった．

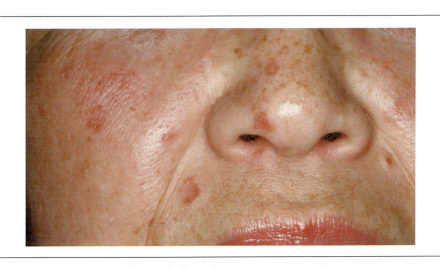

図2 顔面に生じた局面型サルコイドーシス

第1章 乾癬の基礎知識

■Ⅱ期梅毒

　Ⅱ期梅毒のバラ疹が乾癬に類似する場合がある（図3）．とくに手掌足底に鱗屑を伴う爪甲大の紅斑が多発するのが特徴である．図の症例はHIVキャリアの男性で，RPR法陽性，TPHA陽性，梅毒について無治療であった．HIV感染症に伴う乾癬様皮疹も鑑別に挙がるが，抗菌薬内服により皮疹が徐々に消退し，梅毒のⅡ期疹と考えた．

> **鑑別のポイント**　①手掌足底に浸潤性紅斑が左右対称性に多発することが特徴的である．②乾癬のような膜様鱗屑はない．③中毒疹様の分布である．

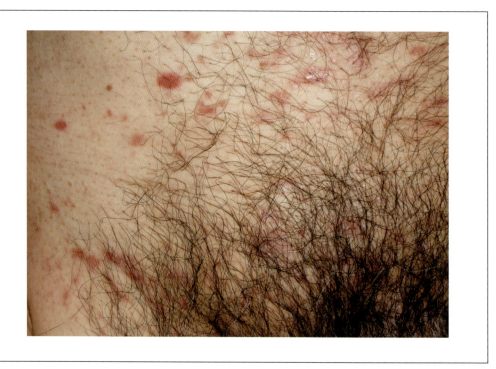

図3　Ⅱ期梅毒のバラ疹
軽度の鱗屑を伴う浸潤のある紅斑が躯幹，四肢に多発する．

■脂漏性皮膚炎

　被髪頭部に限局した乾癬が，脂漏性皮膚炎と誤診される場合がある．また，顔面の脂漏部位や腋窩，鼠径部などの間擦部位に限局した乾癬は，浸潤が弱く，脂漏性皮膚炎様にみえる場合がある．図4，5は乾癬性関節炎の症例で，浸潤の弱い落屑性紅斑が鼻翼周囲，髪際部などに認められ，脂漏性皮膚炎のようにもみえる．もう少し典型的な乾癬の皮疹をみてみると，これが乾癬の皮疹であることが類推される（図6，7）．耳前部の浸潤の弱い落屑性紅斑も，被髪頭部の鱗屑が厚く付着した乾癬皮疹と連続したものである（図7）．

⑤ 鑑別診断

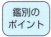　①脂漏部位に生じるのが特徴，②乾癬の膜様鱗屑に対し，脂漏性皮膚炎では細かい鱗屑である．

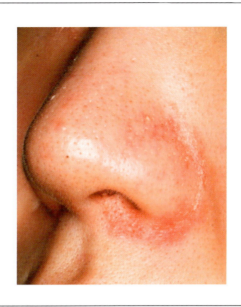

図4　乾癬性関節炎にみられた鼻翼周囲の落屑性紅斑

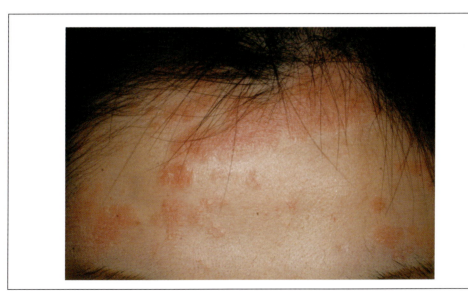

図5　乾癬性関節炎にみられた髪際部の落屑性紅斑

第1章 乾癬の基礎知識

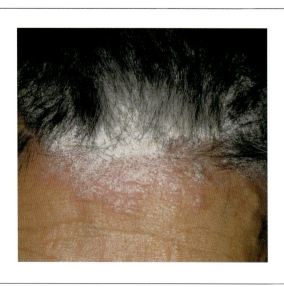

図6　髪際部にみられた乾癬の皮疹

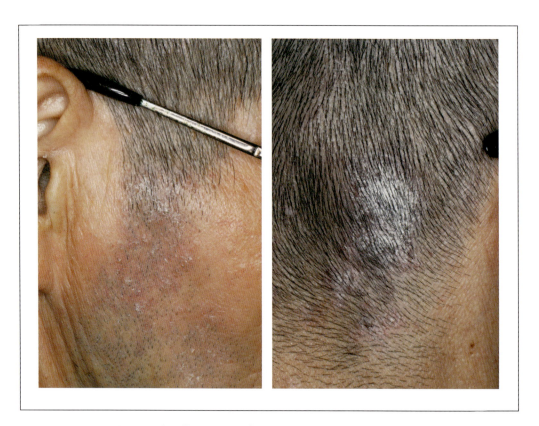

図7　頭部の典型的な乾癬皮疹と連続した耳前部の落屑性紅斑

⑤ 鑑別診断

■ボーエン病

　ボーエン病は通常角化が強く，局面内が不均一であり，乾癬とは異なる臨床像であるが，時に平坦で赤みが強く，乾癬に似た臨床像をとることがある．逆に，乾癬の局面が単発性に生じた場合に，ボーエン病が疑われる場合がある（図8）．

　図の症例は，下腿伸側に1箇所のみ角化性鱗屑を伴う紅色局面を生じた．ボーエン病や乾癬の可能性を疑われ，皮膚生検したところ，ボーエン病の所見はなく，表皮の肥厚と角層下の好中球性膿疱から尋常性乾癬と診断された症例である．ボーエン病と比較し，局面内が平坦で比較的均一である．

| 鑑別の
ポイント | ①ステロイド外用に反応しない，②表面に凹凸のある角化性紅色局面，③膜様鱗屑はなく，角化が強い． |

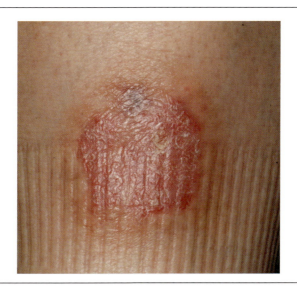

図8　単発性に生じた尋常性乾癬の紅色局面

第1章 乾癬の基礎知識

■貨幣状湿疹

　貨幣状湿疹は，点状の丘疹が集簇して紅斑を形成するので，膜様の鱗屑を付着する乾癬局面とは異なるが，乾癬が時に湿疹に似た臨床像をとることがあり，注意が必要である(図9)．図の症例は乾癬患者であるが，やや乾燥した皮膚に貨幣大の境界明瞭な落屑性紅斑が散在し，一見貨幣状湿疹のようにもみえる．乾癬局面の鱗屑は，比較的大きな膜様鱗屑であり，局面内には通常丘疹を認めない点が湿疹病変とは異なる．ダーモスコピーで観察すると乾癬では細かい点状の毛細血管が規則的に配列しているのが観察される．

> **鑑別のポイント** ①乾癬では膜様の鱗屑が特徴であるのに対し，湿疹では丘疹成分が主体であり，膜様の鱗屑は形成しない，②瘙痒が強い，③表皮の海綿状態を認める．

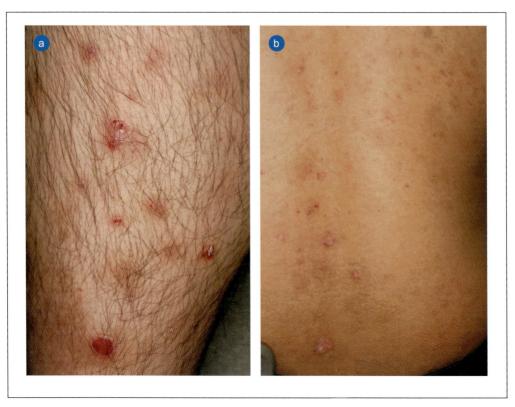

図9　貨幣状湿疹のようにみえた乾癬の落屑性紅斑
a：下腿，b：背部．

■全身性エリテマトーデス（SLE）の丘疹角化性皮疹

　SLEの丘疹角化性皮疹が，時に乾癬に類似した臨床をとることがある（図10）．図はのちにSLEと診断された症例であるが，両上肢に比較的細かい鱗屑を伴う紅色丘疹が多発した．

鑑別のポイント　①皮疹のサイズが小さい，②膜様の鱗屑ではなく，細かい鱗屑を伴う．液状変性がある．

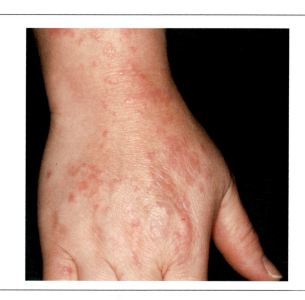

図10　全身性エリテマトーデス

第 1 章　乾癬の基礎知識

ADVANCE

ここでは，もともと乾癬と似ている類乾癬と，類縁の疾患といわれている掌蹠膿疱症を紹介する．似ていることは知っていても，区別が難しく誤診のリスクが高い菌状息肉症（斑状類乾癬），また掌蹠膿疱症は乾癬の類縁疾患であるために皮膚症状も類似している場合があり，乾癬としてよいのか，掌蹠膿疱症としたほうがよいのか判断が難しいことがある．

- 皮膚T細胞リンパ腫
- 菌状息肉症（斑状類乾癬）
- 掌蹠膿疱症
- 手湿疹

■皮膚T細胞リンパ腫／菌状息肉症（斑状類乾癬）

　皮膚T細胞リンパ腫，菌状息肉症は，紅斑期，扁平浸潤期，腫瘤期と，ゆっくりと進行性に経過する皮膚の悪性T細胞性リンパ腫であるが，初期の紅斑期，あるいは扁平浸潤期において，乾癬の局面に類似した臨床像をとることがある（図11）．図の症例は，臨床像より乾癬と診断されてしばらくシクロスポリンを内服していたが悪化傾向が治まらなかったため皮膚生検を施行したところ，菌状息肉症と診断された．NB-UVB治療により，現在では良好にコントロールされている．図12, 13の症例も皮膚生検にて菌状息肉症（斑状類乾癬）と診断された．斑状類乾癬は菌状息肉症の紅斑期にあたるが，紅斑期にとどまり，進行しない症例も多い．「類乾癬」という病名のごとく，乾癬に似た落屑性紅斑を呈する．通常は乾癬よりも細かい鱗屑を伴い，色調も淡い紅斑〜褐色であることが多いが，時に乾癬と区別するのが難しい症例が存在する．

> **鑑別のポイント**　①局面の形が不整形であることが多い，②シクロスポリンなどの通常の乾癬治療に反応しない，③膜様の鱗屑は珍しく，おもに細かい鱗屑を付着する．

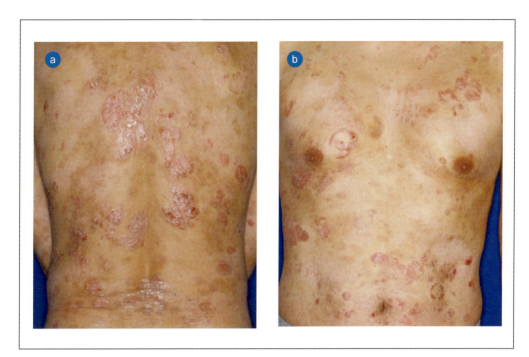

図 11　皮膚 T 細胞リンパ腫 / 菌状息肉症

a：背部，b：胸部．

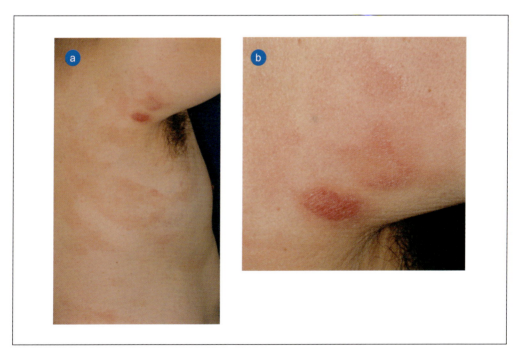

図 12　斑状類乾癬（1）

a：上肢から側胸部の皮疹，b：上肢の皮疹の拡大．

第1章 乾癬の基礎知識

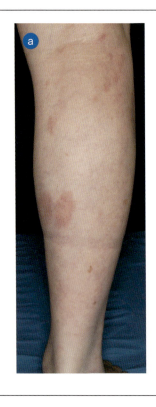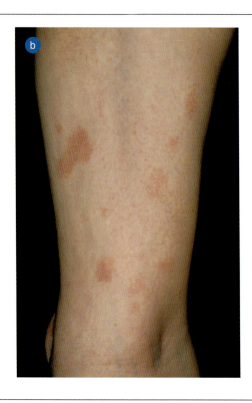

図13　斑状類乾癬（2）

a：下腿，b：下腿下部の皮疹の拡大．

■掌蹠膿疱症

　掌蹠膿疱症は，手掌足底の落屑性紅斑上に膿疱や小水疱が多発し，時に胸鎖骨間関節部を中心とした関節炎・骨炎を伴う疾患であるが，時に，手掌足底以外の部位に乾癬様の皮疹を生じ，乾癬との区別が難しい症例が存在する．また，皮疹は乾癬の皮疹であるが，掌蹠膿疱症に特徴的な胸鎖骨間関節部の関節炎・骨炎を合併する症例が存在する．また，乾癬の皮疹が手掌足底に限局して生じ，掌蹠膿疱症との区別が難しい症例も存在する（図14，15）．

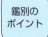 鑑別のポイント　①掌蹠に限局した皮疹には膿疱を生じる，②掌蹠以外にも皮疹を生じることがあり乾癬様と形容されるが，乾癬よりも浸潤が少なく，鱗屑も膜様ではない，③乾癬で掌蹠に皮疹が限局した症例があるが，その場合には掌蹠膿疱症に特徴的な膿疱がない．

⑤ 鑑別診断

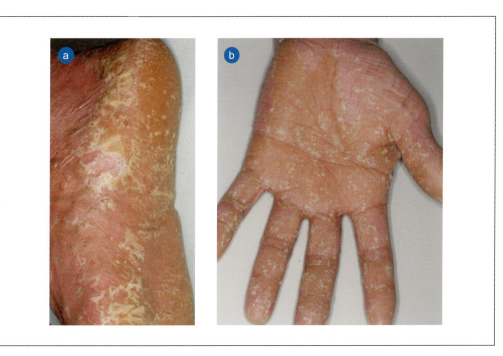

図14 手掌足底に生じた乾癬の皮疹(1)
a：足底，b：手掌．

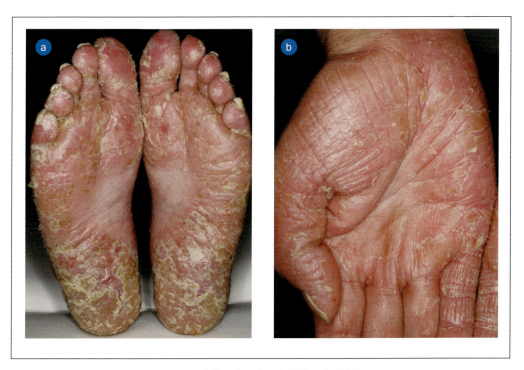

図15 手掌足底に生じた乾癬の皮疹(2)
a：足底，b：手掌．

第1章 乾癬の基礎知識

■ 手湿疹

乾癬が時に湿疹様の臨床像をとることがある．とくに手掌の湿疹は，角化が強く，乾癬の皮疹と類似することがある(図16a)．図は乾癬患者の手掌足底に生じた角化性鱗屑を伴う紅斑で亀裂もあり，湿疹に類似するが，手掌足底の皮疹が非常に境界明瞭である点が特徴的であり，またわずかに手首に存在する小さな紅色局面が乾癬の臨床を呈する(図16)．

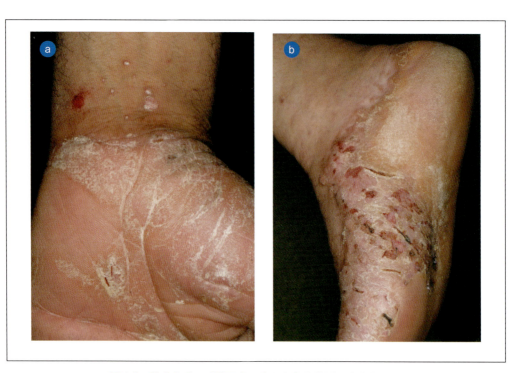

図16　乾癬患者の手掌足底に生じた角化性鱗屑を伴う紅斑
a：手掌の皮疹と手首の小局面．b：足底の角化性紅斑．

⑤ 鑑別診断

MASTER

ここでは，あまり知られていないが，乾癬に類似する可能性のある疾患を挙げた．
- 結節性痒疹
- 円板状エリテマトーデス（DLE）
- 毛孔性紅色粃糠疹（PRP）
- IgA 血管炎
- 落葉状天疱瘡
- ヘイリーヘイリー病

■結節性痒疹

強い瘙痒を伴う乾癬では，搔破行動により結節性痒疹様の皮疹が誘発される場合がある．結節性痒疹と乾癬の合併と考えるか，結節性痒疹様の臨床を呈した乾癬の皮疹と考えるか，判断が難しい（図17，18）．図の症例は，インフリキシマブ治療中に二次無効となり，下腿に結節性痒疹様の皮疹が多発し，躯幹には乾癬の典型的な皮疹が再燃した．セクキヌマブに変更して，乾癬の皮疹，結節性痒疹様の皮疹がともに軽快した．このような結節から皮膚生検を行うと，結節部にも乾癬の特徴である角層下の好中球浸潤が認められることから，筆者はこれらの結節も乾癬の皮疹の1つであると考えている．

> **鑑別のポイント**
> 結節性痒疹は，過度の搔破により反応性に生じるため，乾癬患者においても搔破の激しい症例には生じ得る．しかしながら，結節部の組織所見において乾癬に特徴的な好中球の角層下への浸潤を認めるため，結節も一元的に乾癬の症状の一部と考えたい．鑑別のポイントとしては，他に乾癬の皮疹がないかどうかを探すことである．

第1章 乾癬の基礎知識

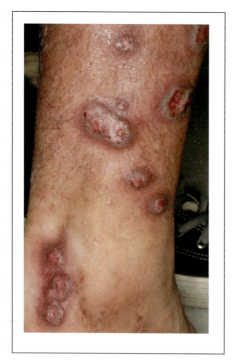

図17　結節性痒疹様の皮疹が多発した尋常性乾癬の症例

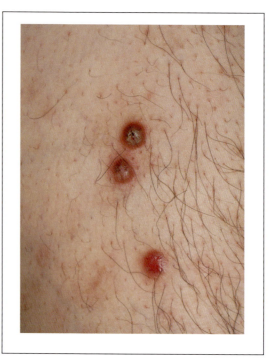

図18　尋常性乾癬患者に生じた結節性痒疹様の皮疹

■円板状エリテマトーデス（DLE）

　DLEの皮疹が時に乾癬の皮疹に類似し，とくに広範囲に皮疹を認める場合に，乾癬と誤診される場合がある（図19）．DLEの皮疹は中央部が萎縮性であることで，乾癬と鑑別ができることが多いが，紅斑の色調が強く角化性の鱗屑が著明である場合には，乾癬との区別が難しい．図の症例は，尋常性乾癬の疑いとして当科に紹介された．関節炎と筋力低下があり，抗核抗体陽性，補体低値，汎血球減少などから，SLEと多発筋炎のオーバーラップ症候群と診断された．皮疹は，角化性鱗屑を伴う紅斑で，病理学的に液状変性，毛孔角栓を認め，ループスバンドテスト陽性であった．

　図20の症例は，強い日焼け後から治療抵抗性の紅斑を生じた症例で，境界明瞭な落屑性紅斑が頸部から顔面にかけて多発する．一部色素脱失を伴っており，また鼻背部では一部陥凹，萎縮性の局面を呈する．顔面の皮疹は毛孔角栓，液状変性，付属器周囲のリンパ球浸潤を認めるDLEの組織像で，全身性エリテマトーデスの診断基準は満たさないが，DLEを主体としたLEの症例としてフォロー中である．

鑑別のポイント　①乾癬に認められるような膜様の鱗屑はない．②萎縮性の部分を認めることが多い．

⑤ 鑑別診断

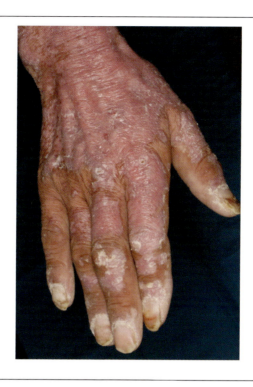

図19　乾癬様の落屑性紅斑を呈したDLEの症例

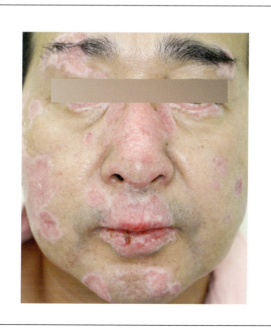

図20　顔面に広範囲に紅色局面を生じたDLEの症例

第1章 乾癬の基礎知識

■毛孔性紅色粃糠疹 (PRP)

　PRPは，乾癬に類似した角化性鱗屑を伴う紅斑，紅色丘疹を生じる．紅皮症化することが多い．乾癬に比べ鱗屑が細かく，角化がやや軽度である．紅皮症の中に円形の正常部位が残ることが特徴的である．

　図21はPRPの症例で，病理所見にて特徴的なチェッカーボードパターンを呈した．

> **鑑別の ポイント**　①肘頭や膝蓋に毛孔一致性紅色丘疹を認める，②びまん性角化性紅斑の中に，円形の正常皮膚を認めることが多い，③手掌足底のびまん性の角化が特徴的である．

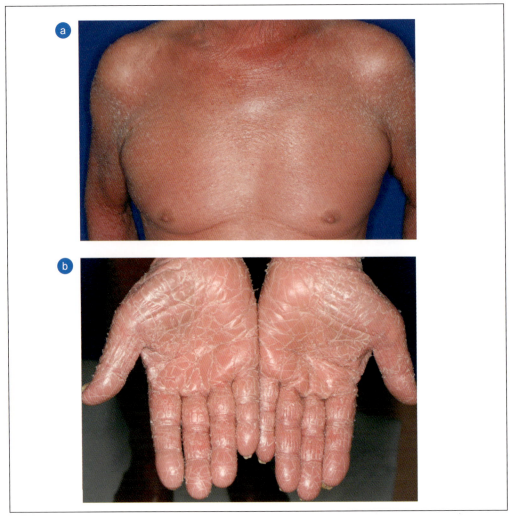

図21　毛孔性紅色粃糠疹
a：躯幹の皮疹，b：手掌の角化性紅斑．

■ IgA血管炎

乾癬の皮疹が下腿に点状に出現する場合に，IgA血管炎と誤診される場合がある．

■ 落葉状天疱瘡

落葉状天疱瘡の皮疹が，時に乾癬様を呈する場合がある（図22）．近くで皮疹をよく観察すると，びらんや痂皮が観察されることから，乾癬とは区別できる．図の症例は，表皮浅層における棘融解性の水疱形成と，抗デスモグレイン1抗体1,000以上，抗デスモグレイン3抗体7.9，蛍光抗体直接法にて表皮細胞間にIgGが沈着しており，落葉状天疱瘡と診断した症例である．躯幹中心に表皮の変化が強い紅色局面が多発し，一見乾癬様にもみえるが，皮疹をよく観察すると痂皮や小さなびらんがあることから，乾癬とは鑑別できる．

> **鑑別の ポイント** 典型的症例の診断はそれほど難しくないが，時に水疱やびらんが目立たず，診断に迷う症例が存在する．①弛緩性水疱やびらんを認めることが多い，②鱗屑よりも痂皮が目立つ．

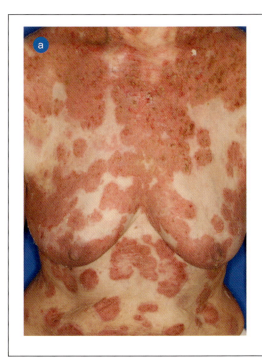 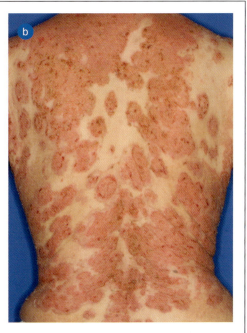

図22 落葉状天疱瘡

a：胸部，b：背部．

第1章　乾癬の基礎知識

■ヘイリーヘイリー病

　ヘイリーヘイリー病は，好発部位である間擦部位以外にも皮疹が生じることがあり，時に乾癬との鑑別が問題となる．図23，24の症例は同一症例で，汎発型のヘイリーヘイリー病症例であり，腋窩や鼠径部の典型的な皮疹をみれば診断は比較的容易であるが，躯幹や臀部の皮疹は，浸潤の弱いタイプの局面型乾癬や，膿疱性乾癬にも類似していた．

> **鑑別のポイント**　躯幹などの好発部位でない部分に皮疹が多発する症例もあり，診断に迷う場合があるが，腋窩や鼠径部に浸軟を伴う典型的な皮疹を認めれば診断は容易である．①腋窩や鼠径部の好発部位に典型的皮疹があれば診断は容易である，②浸軟が弱く診断が難しい場合には，積極的に生検を施行する．

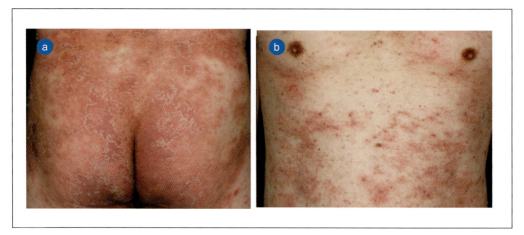

図23　ヘイリーヘイリー病 (1)

a：臀部，b：胸部．

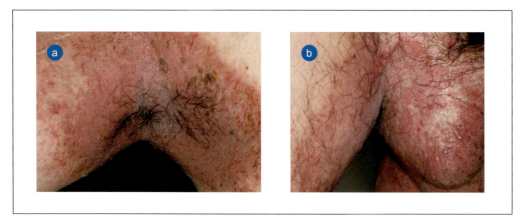

図24　ヘイリーヘイリー病 (2)

a：腋窩，b：外陰部．

（小宮根真弓）

⑤ 鑑別診断

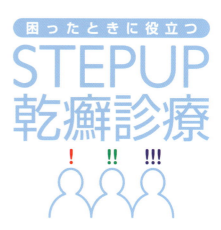

第2章

困ったときに役立つ STEP UP 乾癬診療

患者さんによく聞かれる質問(Q&A)

第2章　患者さんによく聞かれる質問（Q&A）

Q 乾癬はどんな病気ですか？

A 　乾癬は，慢性に長く続く皮膚の炎症を中心とした病気です．生まれ持った体質と，喫煙や食習慣，ストレスなどの環境要因が重なって発症すると考えられています．自然に良くなったり悪くなったりしますが，虫歯や風邪で悪化したり，妊娠やケガで悪化したりすることもあります．

（小宮根真弓）

参考文献：玉置邦彦（総編集）．乾癬．最新皮膚科学大系 第7巻 角化異常性疾患．東京：中山書店；2002．

Q 乾癬は治せるのでしょうか？

A 　乾癬は，現在の医学では治療によって根本的に治すことはできませんが，治療をすることによって症状がほとんどなくなって治ったような状態にすることはできます．この場合には，治療をやめると元に戻ってしまいますが，なかには治療しているうちに病気の勢いが衰えて，治療をやめても再発してこないこともあります．乾癬は自然に良くなったり悪くなったりの波がありますが，自然に良くなって治ってしまうこともないわけではありません．

（小宮根真弓）

参考文献：玉置邦彦（総編集）．乾癬．最新皮膚科学大系 第7巻 角化異常性疾患．東京：中山書店；2002．

Q 乾癬は子どもに遺伝しますか？

A　乾癬になりやすい体質的なものは子どもに受け継がれる可能性はありますが，乾癬という病気そのものが遺伝するということはありません．親が乾癬で子どもが乾癬を発症する頻度は，日本人では4～5％といわれています．

（小宮根真弓）

参考文献：日本皮膚科学会ホームページ．乾癬 Q3 乾癬の原因は何ですか？ 皮膚科Q&A．https://www.dermatol.or.jp/qa/qa14/q03.html（閲覧：2019-7-1）．

Q 乾癬は家族や友人にうつったりしないでしょうか？

A　乾癬のことをよく知らない人は，うつらないということを理解してくれない場合もあるかもしれませんが，乾癬は，うつる病気ではありません．お風呂やプールも心配ありません．

（小宮根真弓）

参考文献：日本皮膚科学会ホームページ．乾癬 Q4 うつりませんか？ 皮膚科Q&A．https://www.dermatol.or.jp/qa/qa14/q04.html（閲覧：2019-7-1）．

第2章 患者さんによく聞かれる質問（Q&A）

Q 乾癬でなりやすい病気はありますか？

A 乾癬の患者さんは，乾癬でない患者さんに比べて，糖尿病や高血圧，動脈硬化，心筋梗塞など，メタボリックシンドロームと呼ばれる病気になりやすいといわれていますので，これらの病気についても同時に調べて，治療していくことが重要です．また，乾癬性関節炎といって，関節炎を合併することもあります．

（小宮根真弓）

参考文献：Takahashi H, Iizuka H. Psoriasis and metabolic syndrome. J Dermatol. 2012；39：212-8.

Q 乾癬はどうしていつも同じ場所に出てくるのですか？

A おっしゃる通り，乾癬は決まった場所に出てくる傾向が知られています．1つには刺激を受けやすい場所，皮膚が伸び縮みしやすい場所が患者さんによって決まっているためと考えられます．たとえば，眼鏡をかけている方で，眼鏡のつるが当たる側頭部などがそれです．一方，背中に円形の乾癬の皮疹が多発している方は治療で一旦きれいになっても，また同じ場所に出てくることがあります．これについてはまだよく理由がわかっていませんが，おそらく，乾癬の皮疹の原因になっている細胞が皮疹がなくなったあとも残っており，治療が行われなくなるとまた，皮疹を形成するように，細胞が働き出すからではないかと考えられています．今後，乾癬についての研究が進んでくると，この辺りの理由も明らかになってくるのではないかと期待されています．

（多田弥生）

Q 爪に乾癬の症状が出てくることはありますか？

A あります．爪に横溝が入ったり，点々が出てきたり，爪がぼろぼろになったり，その症状はさまざまですが，乾癬全体の2～5割で認められるとされています．とくに関節炎を伴った乾癬患者さんでは8割に爪の症状を認めるとする報告もあり，関節炎と爪症状に密接な関係がある可能性も指摘されています．

（多田弥生）

Q 体がかゆいのは乾癬のせいですか？

A 乾癬患者さんの多くはかゆみを自覚しており，ある報告では乾癬全体の8割の患者さんがかゆみを感じているという報告もあるほどです．かゆみの程度はかゆくなることで有名な皮膚疾患であるアトピー性皮膚炎ほどではないのですが，その頻度は決して少なくなく，乾癬患者さんの多くがかゆみで苦しめられていることもわかっています．乾癬の皮疹がないところのかゆみであれば，かゆみの原因は乾癬以外の理由があるかもしれませんので，どこがかゆいか教えてもらうとよいでしょう．

（多田弥生）

第2章　患者さんによく聞かれる質問（Q&A）

Q 乾癬の治療にはどのようなものがありますか？

A 乾癬の治療は，症状に応じて，外用療法，内服療法，光線療法，生物学的製剤による治療を，単独あるいは組み合わせて行うことが一般的です．軽症の場合には外用療法のみで良い状態を保つことが可能ですが，中等症から重症になると，外用療法に内服や光線療法を組み合わせて行います．さらに重症で治療に難渋する場合や，関節炎を伴っている場合には，生物学的製剤という注射の治療も選択肢になります．

（小宮根真弓）

参考文献：玉置邦彦（総編集）．乾癬．最新皮膚科学大系 第7巻 角化異常性疾患．東京：中山書店；2002．

Q いろいろ薬を飲んでいますが，薬が原因で乾癬になったりしないのでしょうか？

A ある種の薬が原因で乾癬様の皮疹が出ることもありますし，実際に乾癬を発症することもあります．その場合には発症のタイミングや経過と薬の投与時期との関連をみて判断します．内服中の薬についてはお薬手帳などを参考に，患者さんに現在使用中の薬をすべて教えてもらいます．

（小宮根真弓）

参考文献：玉置邦彦（総編集）．乾癬．最新皮膚科学大系 第7巻 角化異常性疾患．東京：中山書店；2002．

Q 生物学的製剤というのはどういう薬剤でしょうか？

A 生物学的製剤は，乾癬の治療において最も最近開発された治療です．外用療法や内服療法に比べると経済的負担の高い薬剤ですが，とてもよく効く治療です．乾癬は重症度に応じて治療することが一般的ですので，おもに重症で治療に難渋する患者さんに用いますが，乾癬で日常生活上とても困っていて，どうしても良くしたいという場合にも治療の選択肢となります．

（小宮根真弓）

参考文献：日本皮膚科学会ホームページ．日本皮膚科学会生物学的製剤検討委員会．乾癬における生物学的製剤の使用指針および安全対策マニュアル（2011年版）．https://www.dermatol.or.jp/uploads/uploads/files/news/1309834922_1.pdf（閲覧：2019-7-1）．

Q 乾癬はこのままどんどん悪くなるのでしょうか？治療は悪くしないために必要ですか？

A 何の治療もしなくても，とくに症状が変わらない方が多いと思います．そこにある皮疹が消えることも，増えることもない状態がずっと続きます．もし，皮疹があっても気にならない，ということであれば，治療をしないとどんどん悪くなるということもないので，治療をしなくても構いません．治療をしたくなったら，そのときにいらしてください．ただ，一部，治療をしようがしまいが，どんどん悪くなり，熱が出るほどになったり，関節が痛くなったりする方もいらっしゃいます．こうした方は放っておくとさまざまな合併症が出てくるので，積極的に治療を行うことをおすすめします．また，風邪をひいたり，急に太ったり，特定のお薬を飲んだりしたことがきっかけで急に悪くなることもありますので，困ったときには受診してください．

（多田弥生）

第2章　患者さんによく聞かれる質問（Q&A）

Q　乾癬にはどのような食べ物がよいでしょうか？

A　乾癬の患者さんには，お魚，とくに青身魚がよいといわれています．逆に豚肉や牛肉などの肉類，揚げ物やビールなどカロリーの高いものはあまりよくないといわれていますが，肉をまったくやめて魚のみ食べるようにしても乾癬が治るわけではないので，患者さんにはバランスよく食事するように伝えるのがよいでしょう．野菜や果物，乳製品，肉，魚，炭水化物を偏らないようにバランスよく摂るのがよいと思います．

（小宮根真弓）

Q　乾癬になって日常生活で気を付けることはありますか？

A　日常生活では，食べ過ぎ・太り過ぎと運動不足にならないように気を付けるのが重要です．体重を減らすだけでも乾癬が良くなる場合があります．ストレスのかかりすぎも乾癬の悪化要因です．適度な運動と十分な睡眠，バランスのよい食事を心がけて，健康的な生活を送るように心がけるのがよいと思います．

（小宮根真弓）

Q どんな服を着るのがよいですか？

　靴下のゴムの部分や締め付けるタイプの下着など，過度に締めつけられるとそれが刺激になって乾癬の皮疹が出てくることがありますので，こうした患者さんでは体を締めつけすぎないものを身につけるようにお伝えしています．また，夏場は可能でしたら白っぽい洋服を着たほうが，紫外線が洋服を透過することで，洋服で隠れている部分の皮疹の改善が自然の「光線療法」によって見込めるかもしれないので，お試しください．

（多田弥生）

Q 髪の毛を染めてもよいですか？

　染めて構いません．ただ，髪につける染料が刺激になって増悪する可能性もゼロではないので，髪の毛を染めることで頭皮の乾癬が増悪するような傾向があるようであれば，そのときにまた，考えましょう．

（多田弥生）

第2章 患者さんによく聞かれる質問（Q&A）

Q 温泉に入ってもよいですか？

A 基本的にはよいです．乾癬に対する治療効果をうたっている温泉もあり，実際温泉に入ることで皮膚症状が改善した患者さんもいますが，これらが本当に乾癬を良くするかどうかについてはきちんとした根拠があるわけではありません．乾癬は皮膚に過度な刺激が加わると悪化する可能性がある皮膚病のため，温泉の泉質によっては，刺激によって増悪する可能性もあります．また，かゆみを伴う乾癬患者さんでは，温まることによってかゆみが悪化することもあります．一方で，ストレスも乾癬の増悪因子として知られています．皮疹が悪化しないのであれば，温泉にはリラックス効果もあるため，楽しまれたらよいかと思います．

（多田弥生）

Q 禁煙すべきでしょうか？

A 乾癬の発症に喫煙がかかわっているという報告は多くみられます．一方で，禁煙によって乾癬が良くなるかどうかについては，研究は行われていますが，いずれも根拠とできるほどのきちんとした研究ではないため，まだ不明とされています．ただ，そうした報告のなかには喫煙による増悪の可能性，治療の効果を下げる可能性を指摘するものも多いため，可能なら禁煙をおすすめしたいです．また，重症な乾癬の患者さんでは心筋梗塞などの心血管系イベントのリスクが高いとされていますので，とくに重症な乾癬患者さんではさらにそのリスクが上がることがないよう，禁煙をおすすめしています．

（多田弥生）

Q お酒を飲んでもよいですか？

　アルコール性肝障害や脂肪肝のない方であれば，飲酒そのものが乾癬を増悪させるとの根拠はありませんので，飲んでも構いません．一般的に，乾癬の患者さんは普通の方より飲酒量が多いとするデータもありますので，飲み過ぎには注意して，太らない程度の飲酒でお願いします（太ると乾癬は悪くなる可能性があるため）．ただ，脂肪肝のある方の場合，乾癬患者さんでは脂肪肝が飲酒によって悪化するとより重症な脂肪肝炎，肝硬変に進行しやすい懸念がありますので，飲酒はできるだけ控えてください．

（多田弥生）

Q 日光に当たっても大丈夫ですか？

　ぜひ，当たってください．乾癬患者さんの多くは紫外線を浴びることで皮膚の症状が改善することが知られており，上半身裸でマラソンしているうちに皮膚の症状が改善した，とか，1週間常夏の島に行って海辺で日光浴をしたら皮疹が消えた，という患者さんもいらっしゃいます．ただ，当たりすぎてヤケドするとそれが刺激になってひどい乾癬になることがありますので，当たりすぎには注意してください．また，一部，紫外線に当たるとかえって乾癬が悪くなる患者さんもいらっしゃいますので，普通の日光浴で乾癬が悪くなるような気がしたら教えてもらいます．紫外線が乾癬を悪くするかどうか，検査で確認することもできますので，そのときには検査してみましょう．

（多田弥生）

困ったときに役立つ
STEP UP 乾癬診療

第3章 治療

①	添付文書を読み解くポイント	94
②	外用療法	98
③	内服療法	102
④	生物学的製剤	108
⑤	光線療法	114
⑥	顆粒球・単球吸着除去療法（GMA）	120
⑦	困ったときの治療	124
⑧	症例ごとの治療の実際（1）総論	128
⑧	症例ごとの治療の実際（2）早期・軽症例	130
⑧	症例ごとの治療の実際（3）中等症例	134
⑧	症例ごとの治療の実際（4）重症例	138

第3章 治療

1 添付文書を読み解くポイント

Summary

医師として，新たな薬剤を投与する際には，添付文書の内容を必ず確認しておきたい．効能・効果，用法・用量，禁忌，特定の背景を有する患者に関する注意，副作用について，重要な情報が満載である．使い慣れた薬剤も改めて，時々目を通すことも大切である．

1 添付文書の読み方

添付文書には医薬品の薬剤情報がまとめられている．これは，「医療用医薬品の投与を受ける患者の安全を確保し，適正使用を図るために必要な情報を医師，歯科医師および薬剤師などの医療関係者に提供する目的で，医薬品の製造販売業者が薬事法(現 薬機法)に基づいて作成し医薬品に添付する文書」であり，記載すべき事項は『医薬品，医療機器等の品質，有効性及び安全性の確保等に関する法律』(薬機法)第52条に定められている．

以下に重要なポイントを挙げるので，新たな薬剤を投与するときは必ず読んでおきたい(図1)．ある意味，添付文書は医師にとっての薬剤情報のバイブルである．

(1)重要度の高い内容から順に記載されている．
　そのため最も重要な【警告】は冒頭に赤字で記載されている．【禁忌】はその次に赤い枠で囲まれて記載されている(❶)．
(2)【効能・効果】【効能・効果に関連する使用上の注意】，【用法・用量】【用法・用量に関連する使用上の注意】(❷)(❸)が併記されているので，必ず確認してほしい．
(3)使用上の注意もあわせて確認(❹)．
(4)副作用の頻度は基本として見やすいように表形式が用いられており，数値化して記載されている(❺)．

薬物動態や臨床試験成績(結果)，薬効薬理にも触れており，添付文書から大きな情報が得られるので，薬剤を理解するうえでは重要なものである．添付文書はweb上からでも容易にダウンロードできるので，初回投与前や，改めて内容を確認したいときは，必ず目を通したい．

① 添付文書を読み解くポイント

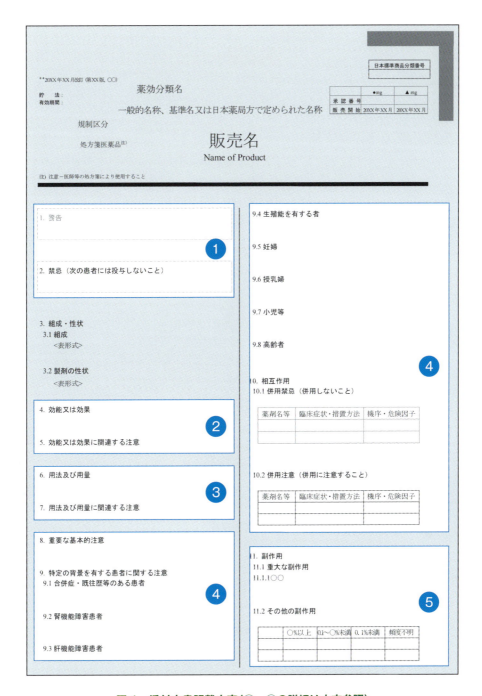

図1　添付文書記載内容（①〜⑤の詳細は本文参照）
（厚生労働省ホームページ．医療用医薬品の添付文書記載要領の改定について．https://www.mhlw.go.jp/file/06-Seisakujouhou-11120000-Iyakushokuhinkyoku/1_14.pdf より一部改変）

第3章 治療

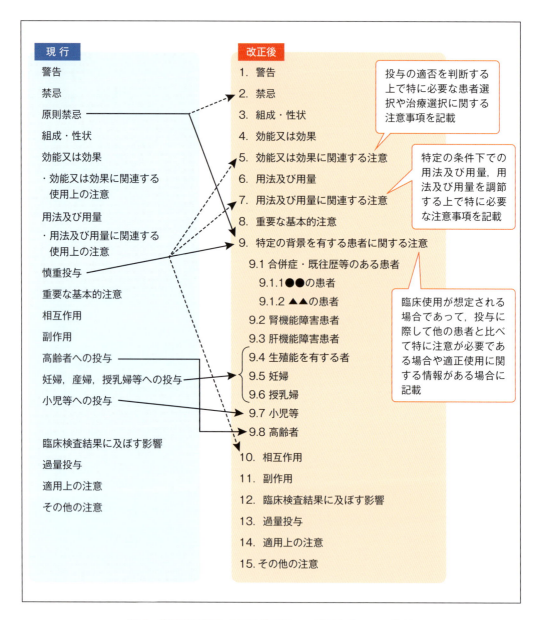

図2 旧記載要領と改正記載要領での添付文書の項目比較
矢印は旧記載要領に基づく添付文書から改正記載要領に基づく添付文書への移行先を示しているが，これ以外の項への移行や，削除する例もあり得る．
（厚生労働省ホームページ．医療用医薬品の添付文書記載要領の改定について．https://www.mhlw.go.jp/file/06-Seisakujouhou-11120000-Iyakushokuhinkyoku/1_14.pdf より一部改変）

2　添付文書の改訂

　添付文書の記載要領が，20年ぶりに改訂され，2019年4月から適用されている．
・「原則禁忌」「慎重投与」の廃止
・「特定の背景を有する患者に関する注意」の新設

　「原則禁忌」は，医薬品を使用しないことを原則としながらも，ほかに治療法がないなどの理由でとくに必要とする場合には慎重な使い方をすべき患者について記載している項目であって，原則投与していけないのか，慎重に使えば投与してよいという2つの解釈は成り立っていた．また，慎重投与については，欧米の添付文書に同じような項目がないうえ，高齢者への投与，妊婦・産婦・授乳婦等への投与，小児への投与と記載内容が重複するため廃止されることとなった．「原則禁忌」「慎重投与」の廃止の代わりに，「特定の背景を有する患者に関する注意」が新設されることによって，注意すべき患者がよりわかりやすくなると思われる．

〈森田明理〉

第3章 治療

2 外用療法

> **Summary**
>
> 外用療法は乾癬の病変に対してまず行うべき治療法であり，一定の効果が期待できる．基本として用いられるものは，ステロイド外用薬，活性型ビタミン D_3 外用薬，またその配合剤である．一方で，外用療法だけではコントロールが難しい重症症例では，安全性の観点からも全身療法を検討する必要がある．

1 作用機序

外用薬の作用機序としては炎症抑制，血管増生抑制，表皮細胞分化異常の正常化，表皮細胞の過増殖抑制などがあるが，これらのうちとくにステロイド外用薬は前者2つ，活性型ビタミン D_3 外用薬は後者2つに対する作用が優れている．

2 外用療法の種類

1. ステロイド外用薬

ステロイド外用薬の長所としては効果発現が早いこと，安価なこと，強さが5ランクあるため，部位や症状に合わせた強さの調節が可能であることが挙げられる．剤型（軟膏，クリーム，ローション）も豊富で，患者の症状，塗りやすさに応じた剤型選択ができる．角化の強い病変は軟膏のほうが効果面で有利であり，時に密封療法も検討する．頭皮にはゲルローションやシャンプーを用いるとアドヒアランスが高まる．長期使用に伴い，皮膚の菲薄化，毛細血管拡張，毛嚢炎などの副作用の出現が問題となることがある．とくに毛細血管拡張をきたした病変は一見残存する紅斑のようにみえるため，注意が必要である．本来なら全身療法を考慮すべき広範囲な病変においては，ストロンゲストのステロイド外用薬を長期に外用し医原性クッシング症候群に至った症例も散見されるため，注意が必要である．

2. 活性型ビタミン D_3 製剤（表1）

効果発現はステロイド外用薬と比較すると遅いが，一旦良くなった病変を維持するいわゆる寛解維持においては，ステロイド外用薬より使いやすい印象がある．また，ステロイド外用薬にみられるような長期外用に伴う副作用がない．ステロイド外用で落屑，浸潤が治まり，淡い

② 外用療法

表1 活性型ビタミン D_3 含有製剤

薬剤名	剤形・組成・容量	用量	適応疾患	禁忌，使用上の注意
タカルシトール水和物（ボンアルファ®）	軟膏：20μg/g, 10g, 100g クリーム：20μg/g, 10g ローション：20μg/g, 10g	1日2回	乾癬，魚鱗癬，掌蹠角化症，掌蹠膿疱症，毛孔性紅色粃糠疹	
（ボンアルファ®ハイ）	軟膏：20μg/g, 10g ローション：20μg/g, 10g	1日1回，1日10gまで	尋常性乾癬	ほかのタカルシトール外用薬併用時は1日の投与量はタカルシトールとして200μgまで
カルシポトリオール（ドボネックス®）	軟膏：50μg/g, 10g, 30g	1日2回，1週間90gまで	尋常性乾癬	注 高Ca血症，顔面には使用しない
マキサカルシトール（オキサロール®）	軟膏：25μg/g, 10g ローション：25μg/g, 10g	1日2回，1日の使用量10gまで	尋常性乾癬，魚鱗癬，掌蹠角化症，掌蹠膿疱症	
カルシポトリオール水和物／ベタメタゾンジプロピオン酸エステル配合剤（ドボベット®）	軟膏：15g, 30g（1g中カルシポトリオール50μg，ベタメタゾン0.643mg） ゲル：15g, 30g	1日1回，1週間に90gを超える使用は行わないこと	尋常性乾癬	
マキサカルシトール／ベタメタゾン酪酸エステルプロピオン酸エステル配合製剤（マーデュオックス®）	軟膏：10g（1g中マキサカルシオール25μg，ベタメタゾン0.5mg）	1日1回，1日の使用量10gまで	尋常性乾癬	

（「片山志郎：皮膚科用剤一覧，皮膚疾患最新の治療 2019-2020（古川福実，佐伯秀久編），p271，2019，南江堂」より許諾を得て改変し転載）

紅斑のみとなった病変では，ステロイド外用薬のみだと毛細血管拡張か残存する紅斑かわかりにくくなるのだが，活性型ビタミン D_3 製剤へスイッチしておくと，そうした心配がなくなる．経済的な負担，剤型がステロイドと比較すると限られていること，刺激感があり得ること，高濃度活性型ビタミン D_3 製剤では1日の使用量制限が問題になる可能性がある（**表2**）．また，高濃度活性型ビタミン D_3 製剤の広範囲外用で高カルシウム血症が出ることがあるため，外用中の食欲不振，悪心・嘔吐，腹痛などの二日酔いに似た症状の出現には注意が必要である．

表2 各活性型ビタミン D_3 製剤の使用上限量

ボンアルファ®（タカルシトール水和物）	制限なし
ドボネックス®（カルシポトリオール）	1週間で90g
オキサロール®（マキサカルシトール）	1日10g
ボンアルファハイ®（タカルシトール水和物）	1日10g

3. 配合剤

ベリーストロングのステロイドと高濃度活性型ビタミン D_3 の配合外用剤である．カルシポトリオール水和物／ベタメタゾンジプロピオン酸エステル配合剤とマキサカルシトール／ベタメタゾン酪酸エステルプロピオン酸エステル配合製剤がある．効果の高さ，効果発現の早さが，配合されているステロイド，活性型ビタミン D_3 それぞれ単独外用との直接比較において

第3章　治療

優れているため，寛解導入期の第一選択となっている．一方，寛解維持期においても，ビタミン D_3 単独外用では寛解維持できない難治部位に対しては，病変出現早期に（必要時に）配合剤を外用することで寛解維持できることがある．長期外用，使用量過多に伴うステロイド，高濃度活性型ビタミン D_3 のもつ副作用も持ち合わせているので注意は必要である．使用量制限は含有される高濃度活性型ビタミン D_3 によって規定されている（表3）．ゲルは頭皮病変に対して軟膏同様の効果が示されており，四肢体幹の病変においても，頭皮に比較すると効果が劣るものの外用アドヒアランスの向上に寄与すると期待されている．

表3　各配合剤（軟膏）の使用上限量

ドボベット®軟膏 （カルシポトリオール水和物 / ベタメタゾンジプロピオン酸エステル配合剤）	1週間で90g
マーデュオックス®軟膏 （マキサカルシトール / ベタメタゾン酪酸エステルプロピオン酸エステル配合製剤）	1日10g

4. タクロリムス軟膏（※保険適用外）

保険適用外であるが，顔面頸部，腋窩鼠径部など皮膚が薄い部位や，浸潤の少ない病変に対しては一定の効果が期待できる．長期のステロイド外用に伴い皮膚が菲薄化した病変にはステロイドの継続使用が難しい一方，タクロリムス軟膏の使用が検討される．ただし，効果がある病変部位では刺激感などの副作用も出やすくなる．

3　ステロイド外用薬はどのような患者にどのランクを使用するか

ステロイド外用薬の強さにはウィーク，ミディアム，ストロング，ベリーストロング，ストロンゲストの5ランクがある（表4）．四肢体幹の角化の強い病変や手掌足底の病変に対しては，ベリーストロング以上の強さのステロイドでなければ十分な効果が期待できない．これらの難治病変にはステロイド密封療法も短期的に考慮する．角化をとるためにサリチル酸ワセリン含有軟膏を先に使用することもある．亀裂がある場合には，亜鉛華軟膏やステロイドテープで亀裂を改善させてから外用を開始する．顔面にはウィーク〜ミディアムクラスのステロイド外用薬から使用することが多いが，難治な病変に対しては配合外用剤やストロング〜ベリーストロングクラスのステロイド外用薬を短期的に使用する場合もある．タクロリムス含有軟膏は保険適用外であるが，顔面，腋窩，鼠径などの間擦部の病変には使用が検討される．脂漏部位のいわゆるseborrheic psoriasis（脂漏性乾癬）に対してはケトコナゾールクリームも時に使用が検討される（※保険適用外）．前額部などの生え際にきわめて近い部分や耳は難治であり，ベリーストロングクラスのステロイド外用薬や配合外用剤の使用も検討する．厚い鱗屑を付着した頭皮病変に対して，まず入浴前，親水軟膏を30分ほど外用してふやかし，洗髪して洗い流す．その後にゲル製剤を外用するほうが高い効果を期待できる．

（多田弥生）

② 外用療法

表4 ランク別ステロイド外用薬

ランク	薬剤名	剤形・組成・容量	禁忌,使用上の注意
ウィーク	ヒドロコルチゾン (テラ・コートリル®)	軟膏：5g, 25g(3%塩酸オキシテトラサイクリン含)	㊀テトラサイクリン耐性菌または非感性菌感染症, テトラサイクリン薬過敏症
	クロタミトン・ヒドロコルチゾン配合 (オイラックス®H)	クリーム：0.25%ヒドロコルチゾン, 10%クロタミトン, 5g, 10g, 500g	㊀かゆみ止め
	ヒドロコルチゾン酪酸エステル (ロコイド®)	軟膏・クリーム：0.1% 5g, 10g, 100g, 500g	
ミディアム	クロベタゾン酪酸エステル (キンダベート®)	軟膏：0.05% 5g, 10g	
	アルクロメタゾンプロピオン酸エステル (アルメタ®)	軟膏：0.1% 5g, 10g, 200g	
	トリアムシノロンアセトニド (レダコート®)	軟膏・クリーム：0.1%, 5g, 25g, 500g	
	デキサメタゾン・脱脂大豆乾留タール配合 (グリメサゾン®)	軟膏：5g, 10g, 100g 1g中デキサメタゾン1mg, 脱脂大豆乾留タール2mg	
	ヒドロコルチゾン酪酸エステル (ロコイド®)	軟膏・クリーム：0.1%, 5g, 10g, 100g, 500g	
	プレドニゾロン吉草酸エステル酢酸エステル (リドメックス®)	軟膏・クリーム：0.3%, 5g, 10g, 100g, 500g(軟膏), 600g(クリーム) ローション：0.3%, 10g, 15g	
ストロング	デプロドンプロピオン酸エステル (エクラー®)	軟膏・クリーム：0.3%, 5g, 10g, 500g(軟膏) ローション：0.3%, 10g	
	フルオシノロンアセトニド (フルコート®)	軟膏・クリーム：0.025%, 5g, 10g, 500g 外用液：0.01%, 10mL スプレー：0.007%, 20g, 57g	
	デキサメタゾン吉草酸エステル (ボアラ®)	軟膏・クリーム：0.12%, 5g, 10g, 100g(軟膏)	
	ベタメタゾン吉草酸エステル (リンデロン®-V)	軟膏・クリーム：0.12%, 5g, 10g, 30g(クリーム), 200g(軟膏) ローション：0.12%, 10mL	
	(リンデロン®-VG)	軟膏・クリーム：0.12%, 5g, 10g, 30g(クリーム), 200g(軟膏)(0.1%ゲンタマイシン硫酸塩含) ローション：10mL(0.1%ゲンタマイシン硫酸塩含)	㊀ゲンタマイシン耐性菌または非感性菌による皮膚感染, アミノグリコシド薬またはバシトラシン過敏症
	(ベトネベート®, ベトネベート®N)	軟膏・クリーム：0.12%, 5g, 30g N軟膏・クリーム：5g, 30g(ベタメタゾン吉草酸エステル1.2mg, フラジオマイシン硫酸塩3.5mg/g)	㊀フラジオマイシン耐性菌または非感性菌による皮膚感染がある場合, アミノグリコシド薬またはバシトラシン過敏症
	デキサメタゾンプロピオン酸エステル (メサデルム®)	軟膏・クリーム：0.1%, 5g, 10g, 100g, 500g ローション：0.1%, 10g	
ベリーストロング	フルオシノニド (トプシム®)	軟膏・クリーム：0.05%, 5g, 10g, 500g ローション：0.05%, 10g スプレー：0.0143%, 28g	
	ベタメタゾンジプロピオン酸エステル (リンデロン®-DP)	軟膏・クリーム：0.064%, 5g, 10g, 30g(クリーム), 200g(軟膏) ゾル：0.064%, 10g	
	ベタメタゾン酪酸エステルプロピオン酸エステル (アンテベート®)	軟膏・クリーム：0.05%, 5g, 10g, 100g, 500g ローション：0.05%, 10g	
	酪酸プロピオン酸ヒドロコルチゾン (パンデル®)	軟膏・クリーム：0.1%, 5g, 10g, 100g(軟膏), 500g ローション：0.1%, 10mL	
	ジフルコルトロン吉草酸エステル (ネリゾナ®)	軟膏・ユニバーサルクリーム：0.1%, 5g, 10g, 30g クリーム：0.1%, 5g, 10g ソリューション：0.1%, 10mL	
	(テクスメテン®)	軟膏：0.1%, 5g, 10g, 30g ユニバーサルクリーム：0.1%, 5g, 10g, 30g	
	ジフルプレドナート (マイザー®)	軟膏・クリーム：0.05%, 5g, 10g, 30g, 100g, 500g	
	モメタゾンフランカルボン酸エステル (フルメタ®)	軟膏・クリーム：0.1%, 5g, 10g, 30g(クリーム), 200g(軟膏) ローション：0.1%, 10g	
ストロンゲスト	クロベタゾールプロピオン酸エステル (デルモベート®)	軟膏・クリーム：0.05%, 5g, 30g スカルプローション：0.05%, 10g	
	ジフロラゾン酢酸エステル (ジフラール®, ダイアコート®)	軟膏・クリーム：0.05%, 5g, 10g, 500g(軟膏) 軟膏・クリーム：0.05%, 5g, 10g, 100g(軟膏)	

(「片山志郎：皮膚科用剤一覧, 皮膚疾患最新の治療 2019-2020(古川福実, 佐伯秀久編), p264-5, 2019, 南江堂」より許諾を得て改変し転載)

第3章 治療

内服療法

Summary

乾癬の中等症以上の症例に対し内服療法を行う．内服療法としては，ビタミンA誘導体（レチノイド）の1つであるエトレチナート，免疫抑制薬の1つでカルシニューリン阻害剤であるシクロスポリン，ホスホジエステラーゼ4阻害剤であるアプレミラストがある．エトレチナートは膿疱性乾癬，高度な角化を伴う症例などに有効であるが，肝障害，催奇形性，脂質異常症，骨端閉鎖に注意が必要である．シクロスポリンは即効性の印象がある薬剤であるが，腎障害，高血圧を生じやすい．アプレミラストは遅効性の印象があるが，臓器障害は少ない．下痢などの消化器症状の頻度が高い．

1 内服療法の種類

1. エトレチナート

　エトレチナートはレチノイドの1つで，核内受容体であるレチノイド受容体に結合して作用する．表皮細胞の角化を抑制するほか，リンパ球の活性化を抑制し，炎症性サイトカイン産生を抑制する．

　レチノイドは一般的に表皮細胞の増殖を亢進させるが，角質化を抑制し，また炎症性サイトカイン産生を抑制するため，乾癬においては表皮の過増殖および過角化が抑制される．好中球の活性化を抑制する作用があり，膿疱性乾癬にも有効である．

　汎発性膿疱性乾癬のような全身症状を伴い広範囲に膿疱が汎発する症例には，1mg/kg（50mg）くらいから開始し，効果を確認して漸減するが，高用量では口唇炎や毛髪の細りや曲がり，爪の菲薄化などが生じやすいため，筆者は，尋常性乾癬では10mg/kgから開始し，効果をみながら漸増している．口唇炎が生じた場合には白色ワセリン外用やリップクリームの使用を行っている．爪の菲薄化や毛髪の異常が生じ，患者のQOLが下がる場合には減量ないし中止している．

　エトレチナートは半減期が長く，他のレチノイドと同様に催奇性があるため，女性は内服終了後2年間，男性は内服終了後半年の避妊が必要である．高齢者については，脂質異常症と肝障害に気を付けながら使用すれば，長期的な使用を検討できる．

　肝障害，脂質異常症などの副作用が知られており，定期的な血液検査が必要である．また過骨化や，小児に使用する場合には骨端の閉鎖に注意が必要である．

2. シクロスポリン

シクロスポリンは，カルシニューリンの働きを阻害することにより，その下流にある活性化T細胞核因子（nuclear factor of activated T cells；NFAT）などの転写因子の活性化を抑制し，T細胞などの炎症細胞においてIL-2をはじめとする炎症性サイトカインの産生を抑制する（図1）．もともと，腎臓移植の際に拒絶反応を抑制する目的で使用されていたものが，偶然に乾癬に有効であることが明らかとなり，乾癬治療に応用されたものである．それまでは表皮細胞中心にとらえられていた乾癬の病態が，T細胞中心に考えられるようになったきっかけの1つともなった．

シクロスポリンは通常5mg/kgで使用できるが，腎障害や血圧の上昇の頻度に注意する．また，最近では1～3mg/kgという低用量での使用が中心となっている．シクロスポリンの効果は用量依存的で，低用量では有効性はやや落ちるものの，効果発現がすみやかであり，乾癬に適用のある内服薬のなかでは効果が高い．しかしながら，副作用として，とくにクレアチニン値上昇と血圧上昇には注意が必要である．これらは，初期にはシクロスポリン中止により

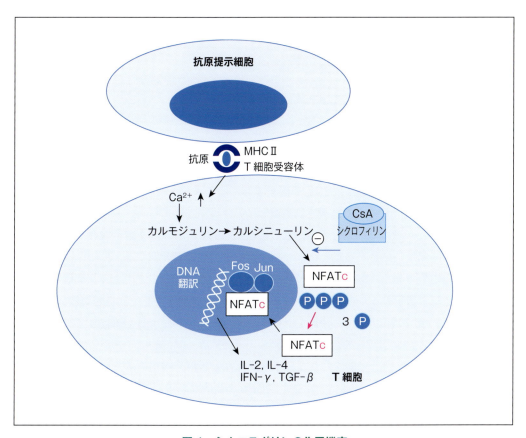

図1 シクロスポリンの作用機序
(Weischer M, et al, Exp Dermatol (c) John Wiley and Sons)

第3章 治療

元の値に復帰する可逆的なものであるが，長期に使用していると，腎の線維化などが生じて不可逆的となるため，欧米ではシクロスポリンの使用は1～2年にとどめることが推奨されている．また，より長期間の治療を可能にする目的で，他の治療とローテーションで加療することもある．

シクロスポリンの内服は1日2回，朝夕食後が一般的である．シクロスポリン内服にて血圧が上昇する場合には，降圧薬を用いることもある．一般にはアンギオテンシン変換酵素阻害剤やアンギオテンシン受容体阻害剤が用いられる．カルシウムチャネル阻害剤は歯肉増殖を誘発することがあるので注意が必要である．

シクロスポリンは効果が高いことから，シクロスポリンを中止する場合や他の薬剤に変更する場合には，急激な中止をせずに，徐々に減らして中止あるいは次の薬剤と併用する期間を設けて漸減することが勧められる．急に中止することにより，症状がフレアアップすることが報告されている．次に使用する薬剤が十分に効果発現が早く有効性の高い薬剤の場合には，併用期間を設けずにスイッチすることも可能である．

さまざまなジェネリック医薬品（後発品）が発売されているが，シクロスポリンは消化管での吸収に個人差が大きく，先行品のみにおいて消化管での個人差をなくす工夫（マイクロエマルジョン化）がされている．そのため，後発品で十分な効果が得られない場合に，消化管での吸収に問題がある可能性を考慮して先行品に変更してみることも1つの解決策となる可能性がある．

3. アプレミラスト

アプレミラストは2017年に発売となった，ホスホジエステラーゼ4（PDE4）阻害剤である．PDEは，細胞質に存在して，膜結合受容体からのシグナルを伝達するサイクリックAMP（cAMP）を分解する酵素である．PDEを阻害することにより，細胞質でのcAMP濃度が上昇し，IL-10などcAMPにより誘導される遺伝子の発現が亢進する．cAMPの下流では，プロテインキナーゼA（PKA）が活性化し，さらに転写因子であるAP-1が活性化，標的遺伝子のプロモーター領域に結合することにより標的遺伝子の転写を誘導する．IL-10はそれらの標的遺伝子の1つである．また，PKAの下流では，多数の炎症性サイトカイン発現を誘導する働きのある転写因子の1つであるNF-κBを抑制するcAMP応答配列結合蛋白質（cAMP response element binding protein；CREB）が活性化し，NF-κBを抑制する．T細胞では，アプレミラストはCD28の活性化を抑制し，その結果，間接的にT細胞受容体の活性化を抑制する．PDEは1～12までのサブタイプが存在するが，PDE4はおもに樹状細胞やリンパ球などの免疫系の細胞に存在するため，PDE4特異的な阻害剤であるアプレミラストは，免疫細胞特異的に細胞質内のcAMP濃度を上昇させることにより，炎症を抑制すると考えられる．

アプレミラストは，シクロスポリンにおける腎障害や，エトレチナートにおける肝障害など

の臓器障害の副作用がないことが特徴である．一方で，PDE 阻害の働きそのものによる副作用として，悪心，嘔吐，下痢などの消化器症状や，頭痛といった副作用の頻度が高いことも 1 つの特徴である．しかしこれらの副作用は，数週間で次第に消失するという特徴をもつ．そのような副作用を軽減するために，アプレミラストは低用量から始めて漸増することが推奨され，スターターパックとして処方可能である．

　アプレミラストは効果発現が緩やかである．16 週後の PASI 75 達成率が約 30％ということからもアプレミラストが効果がマイルドな薬剤であることがわかる．しかしながら，なかにはよく効く症例もあり，PASI 90 が約 10％ということは，10 人に 1 人はアプレミラストにより良くなっている症例ということになる．

　実際にアプレミラストを使用してみると，下痢の副作用は臨床試験での 17〜18％よりも多く約 30％ほどであり，多くの症例で 1 カ月以内くらいには軽快するものの，なかにははじめはまったくなかった下痢が服用を始めてしばらく経ってから現れたり，また数カ月以上も続く症例があったりなど，かなり個人差が大きいと感じている．中等症の患者に対する効果はおおむね良く，外用のみで皮疹の新生に悩んでいる症例に対しては，試してみる価値のある治療である．また，シクロスポリンで腎障害が現れて継続が難しい症例や，チガソンでは口唇炎や爪の副作用で困っている症例などに対し，アプレミラストに変更することで治療継続が可能になる症例も多い．自験例でも，既報告と同様に，非常によく効いている症例が約 10％ほどである．

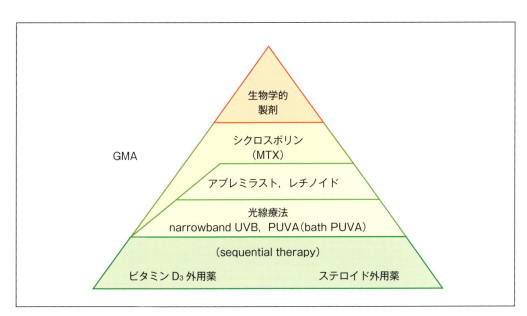

図 2　乾癬治療のピラミッド計画：2017 年改訂

アプレミラストはレチノイドの左横に配置される．アプレミラストもレチノイドも紫外線療法と同時併用が可能である．
GMA（granulocyte and monocyte adsorption apheresis）：顆粒球単球吸着除去療法．

（飯塚 一．J Visual Dermatol．2017；16：850-1 より転載）

第3章 治療

　しかしながら，重症例ではなかなか皮疹のコントロールに難渋することも多く，結局生物学的製剤を導入することになる症例が多い．

　個人的な印象としては，外用で効果が不十分あるいは治療に不満足な症例では，まずアプレミラスト内服を行い，それでコントロールが得られないならシクロスポリンを開始，腎機能障害で継続が難しくなったら生物学的製剤，という順序を考えている．

　また，これまで生物学的製剤の恩恵を受けてきたのは比較的重症な症例のみであったが，アプレミラストが使用可能になったことで軽症から中等症の患者のQOLを上げることができるのではないかと考えている．図2は，飯塚　一先生が提唱したピラミッド計画の2017年改訂版であるが，アプレミラストはレチノイドの左横に配置されている．

〈小宮根真弓〉

③ 内服療法

第3章 治療

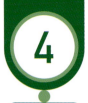

4 生物学的製剤

Summary

すべての治療のなかで，最も高い効果が期待できる治療法である．国内では現在8種類が使用可能で，TNF-α，IL-17，IL-12/23がターゲットとなっている．重症な乾癬（PASIスコア10以上，または皮疹面積が体表の10％以上，またはDLQIスコアが10以上）が治療対象となる．

1 生物学的製剤の種類（表1）

1. アダリムマブ：ADA

TNF-αに対する完全ヒト型のIgG₁モノクローナル抗体である．わが国でのみ，初回投与後，効果不十分な場合に80mgまで増量可能である．TNF-αというメタボリックシンドロームを含む全身炎症にかかわるサイトカインを抑制するため，インフリキシマブとともに，重症乾癬で合併が多いとされる心血管イベント発症抑制効果が注目されている．

2. インフリキシマブ：IFX

TNF-αに対するマウス由来の可変領域を含むキメラ型モノクローナル抗体である．他の皮下注射製剤では増量しないと通常量では100kg超で効果が低下するため，体重換算で投与できるIFXは過体重の患者向きである．さらに，2016年より効果不十分例および効果減弱例に対し，増量，投与間隔の短縮が可能となり，病勢のコントロールがしやすくなった．キメラ抗体であり，抗薬剤抗体（中和抗体）が比較的高率に出現するためか，投与しているうちに効果が減弱する二次無効が生じやすい．増量，期間短縮，メトトレキサート追加投与が二次無効からの効果改善に有効である．関節炎，ぶどう膜炎，炎症性腸疾患など乾癬の併存疾患に対して効果が期待される．投与時の蕁麻疹やアナフィラキシーなどの副作用（infusion reaction）にも注意が必要である．

3. ウステキヌマブ：UST

IL-12とIL-23の2つのサイトカインに共通のサブユニットであるp40に対する完全ヒト型のIgG₁モノクローナル抗体である．効果不十分な場合には90mgまで増量可能である．感

④ 生物学的製剤

表 1 現行の生物学的製剤(乾癬)の種類

薬剤名	Adalimumab アダリムマブ	Infliximab インフリキシマブ	Ustekinumab ウステキヌマブ	Secukinumab セクキヌマブ	Brodalumab ブロダルマブ	Ixekizumab イキセキズマブ	Guselkumab グセルクマブ	Risankizumab リサンキズマブ
標的	TNF-α	TNF-α	IL-12/23 p40	IL-17A	IL-17受容体A	IL-17A	IL-23 p19	IL-23 p19
注射の形態	皮下注射	静脈注射	皮下注射	皮下注射	皮下注射	皮下注射	皮下注射	皮下注射
乾癬における国内の承認状況	尋常性乾癬 関節症性乾癬 膿疱性乾癬	尋常性乾癬 関節症性乾癬 膿疱性乾癬 乾癬性紅皮症	尋常性乾癬 関節症性乾癬	尋常性乾癬 関節症性乾癬 膿疱性乾癬	尋常性乾癬 関節症性乾癬 膿疱性乾癬	尋常性乾癬 関節症性乾癬 膿疱性乾癬 乾癬性紅皮症	尋常性乾癬 関節症性乾癬 膿疱性乾癬 乾癬性紅皮症	尋常性乾癬 関節症性乾癬 膿疱性乾癬 乾癬性紅皮症
投与間隔	初回80mgを投与 以後40mgを2週間間隔で投与 ※80mgまで増量可能	体重1kgあたり5mgを初回,2週,6週に投与 以後8週間間隔で投与 ※6回以後,増量及び投与間隔の短縮可能	1回45mgを初回,4週に投与 以後12週間隔で投与 ※90mgまで増量可能	1回300mgを初回,1週,2週,3週,4週に投与 以降4週間隔で投与 ※体重60kg以下150mg考慮	1回210mgを初回,1週,2週に投与 以降2週間隔で投与	初回のみ160mgを投与 以後80mgを2週後から12週後までは2週間隔で投与 以後4週間隔で投与	1回100mgを初回,4週に投与 以後8週間隔で投与	1回150mgを初回,4週に投与 以後12週間隔で投与 ※状態によって75mgへ減量可能

(各製剤添付文書を参照し作成)

染症のリスクが比較的低いうえ，自己注射製剤ではなく，通院間隔も維持期には3カ月おきと長いため，高齢者に比較的投与しやすい生物学的製剤と位置づけられている．

4. セクキヌマブ：SEC

IL-17Aに対する完全ヒト型IgG$_1$モノクローナル抗体である．日本人では60kg以下では150mg投与群と300mg投与群で効果に差がないため，体重60kg以下の患者では150mgの投与を考慮できる．また，SECでは抗薬剤抗体の出現頻度が約0.4％と著しく低いためか，再燃時再投与にも向いた薬剤である．このほか，IL-17阻害剤に共通した安全性の問題として，好中球減少，クローン病や潰瘍性大腸炎の増悪および新規発症，粘膜カンジダ症の発症がある．

5. ブロダルマブ：BRO

IL-17受容体Aに対する完全ヒト型IgG$_2$モノクローナル抗体である．とくに日本人において，3カ月でPASI 100達成率が59％と効果発現が早いのが特徴である．因果関係はいまだ不明であるが，うつ病，うつ状態またはその既往歴を有する患者，自殺念慮または自殺企図の既往歴を有する患者においては慎重投与となっている．

第 3 章　治療

6. イキセキズマブ：IXE

　IL-17A に対するヒト化 IgG$_4$ モノクローナル抗体である．通常量での皮疹に対する効果は良好であるが，注射部位の疼痛がやや目立つ．
　爪に対する効果も国際臨床試験 UNCOVER3 で NAPSI 改善率 80％以上と良好である．なお，2018 年 8 月より 12 週時点で効果不十分な場合には，1 回 80mg を 2 週間隔で投与できるようになった．ただし，12 週以降も一旦 4 週おきの投与とした症例について，途中で効果減弱を認めた場合に 2 週おき投与に戻すことは用法・用量の範囲に含まれておらず行えない．

7. グセルクマブ：GUS

　IL-23p19 に対する完全ヒト型 IgG$_1$ 抗体で，維持期の投与間隔が 2 カ月で 1 年後には PASI 75 達成率 90％，PASI 90 達成率 70％，PASI 100 達成率 40％と高い効果を示している．カンジダ発症率が IL-12/23p40 阻害剤であるウステキヌマブより低い傾向があるなど，高い安全性も期待されている．

8. リサンキズマブ：RIS

　IL-23p19 に対するヒト化 IgG$_1$ モノクローナル抗体で，維持期の投与間隔は 3 カ月でありながら，国際共同第Ⅲ相試験の IMMhance では 16 週間後で PASI 75 は 89％，PASI 90

表2　生物学的製剤投与開始前後の血液尿検査一覧

生物学的製剤治療開始前	生物学的製剤治療開始後
血液検査	
血算	血算
血液像	血液像
生化学的検査	
CRP	総蛋白
KL-6	アルブミン
抗核抗体	LDH
HBs 抗原	GOT
HBs 抗体	GPT
HBc 抗体	γGTP
HCV 抗体	総ビリルビン
HIV 抗体	尿素窒素
ATLA 抗体	クレアチニン
STS	CRP
TPHA	血沈
血沈	KL-6
尿定性検査	
尿定性	尿定性
沈渣	沈渣
その他・院内血漿検査	
β-D グルカン	β-D グルカン

④ 生物学的製剤

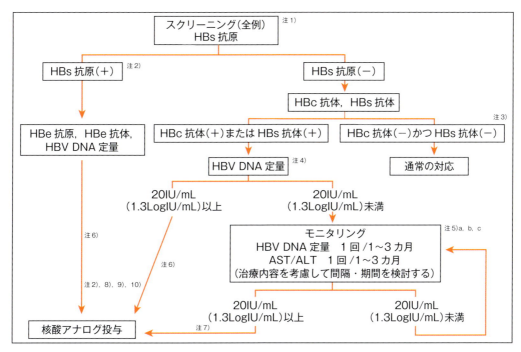

図1　免疫抑制・化学療法により発症するB型肝炎対策ガイドライン

補足：血液悪性疾患に対する強力な化学療法中あるいは終了後に，HBs抗原陽性あるいはHBs抗原陰性例の一部においてHBV再活性化によりB型肝炎が発症し，その中には劇症化する症例があり，注意が必要である．また，血液悪性疾患または固形癌に対する通常の化学療法およびリウマチ性疾患・膠原病などの自己免疫疾患に対する免疫抑制療法においてもHBV再活性化のリスクを考慮して対応する必要がある．通常の化学療法および免疫抑制療法においては，HBV再活性化，肝炎の発症，劇症化の頻度は明らかでなく，ガイドラインに関するエビデンスは十分ではない．また，核酸アナログ投与による劇症化予防効果を完全に保証するものではない．

注1）免疫抑制・化学療法前に，HBVキャリアおよび既往感染者をスクリーニングする．まずHBs抗原を測定して，HBVキャリアかどうか確認する．HBs抗原陰性の場合には，HBc抗体およびHBs抗体を測定して，既往感染者かどうか確認する．HBs抗原・HBc抗体およびHBs抗体の測定は，高感度の測定法を用いて検査することが望ましい．また，HBs抗体単独陽性（HBs抗原陰性かつHBc抗体陰性）例においても，HBV再活性化は報告されており，ワクチン接種歴が明らかである場合を除き，ガイドラインに従った対応が望ましい．

注2）HBs抗原陽性例は肝臓専門医にコンサルトすること．また，すべての症例において核酸アナログの投与開始ならびに終了にあたって肝臓専門医にコンサルトするのが望ましい．

注3）初回化学療法開始時にHBc抗体，HBs抗体未測定の再治療例および既に免疫抑制療法が開始されている例では，抗体価が低下している場合があり，HBV DNA定量検査などによる精査が望ましい．

注4）既往感染者の場合は，リアルタイムPCR法によりHBV DNAをスクリーニングする．

注5）
a. リツキシマブ・オビヌツズマブ（±ステロイド），フルダラビンを用いる化学療法および造血幹細胞移植：既往感染者からのHBV再活性化の高リスクであり，注意が必要である．治療中および治療終了後少なくとも12か月の間，HBV DNAを月1回モニタリングする．造血幹細胞移植例は，移植後長期間のモニタリングが必要である．
b. 通常の化学療法および免疫作用を有する分子標的治療薬を併用する場合：頻度は少ないながら，HBV再活性化のリスクがある．HBV DNA量のモニタリングは1～3か月ごとを目安とし，治療内容を考慮して間隔および期間を検討する．血液悪性疾患においては慎重な対応が望ましい．
c. 副腎皮質ステロイド薬，免疫抑制薬，免疫抑制作用あるいは免疫修飾作用を有する分子標的治療薬による免疫抑制療法：HBV再活性化のリスクがある．免疫抑制療法では，治療開始後および治療内容の変更後（中止を含む）少なくとも6か月間は，月1回のHBV DNA量のモニタリングが望ましい．なお，6か月以降は3か月ごとのHBV DNA量測定を推奨するが，治療内容に応じて高感度HBs抗原測定（感度0.005 IU/mL）で代用することを考慮する．

注6）免疫抑制・化学療法を開始する前，できるだけ早期に核酸アナログ投与を開始する．ことに，ウイルス量が多いHBs抗原陽性例においては，核酸アナログ予防投与中であっても劇症肝炎による死亡例が報告されており，免疫抑制・化学療法を開始する前にウイルス量を低下させておくことが望ましい．

注7）免疫抑制・化学療法中あるいは治療終了後に，HBV DNA量が20 IU/mL（1.3 LogIU/mL）以上になった時点で直ちに核酸アナログ投与を開始する（20 IU/mL未満陽性の場合は，別のポイントでの再検査を推奨する）．また，高感度HBs抗原モニタリングにおいて1 IU/mL未満陽性（低値陽性）の場合は，HBV DNAを追加測定して20 IU/mL以上であることを確認した上で核酸アナログ投与を開始する．免疫抑制・化学療法中の場合，免疫抑制薬や免疫抑制作用のある抗腫瘍薬は直ちに投与を中止するのではなく，対応を肝臓専門医と相談する．

注8）核酸アナログは薬剤耐性の少ないETV，TDF，TAFの使用を推奨する．

注9）下記の①か②の条件を満たす場合には核酸アナログ投与の終了が可能であるが，その決定については肝臓専門医と相談した上で行う．①スクリーニング時にHBs抗原陽性だった症例では，B型慢性肝炎における核酸アナログ投与終了基準を満たしていること．②スクリーニング時にHBc抗体陽性またはHBs抗体陽性だった症例では，(1)免疫抑制・化学療法終了後，少なくとも12か月間は投与を継続すること．(2)この継続期間中にALT(GPT)が正常化していること（ただしHBV以外にALT異常の原因がある場合は除く）．(3)この継続期間中にHBV DNAが持続陰性化していること．(4)HBs抗原およびHBコア関連抗原も持続陰性化することが望ましい．

注10）核酸アナログ投与終了後少なくとも12か月間は，HBV DNAモニタリングを含めて厳重に経過観察する．経過観察方法は各核酸アナログの使用上の注意に基づく．経過観察中にHBV DNA量が20 IU/mL（1.3 LogIU/mL）以上になった時点で直ちに投与を再開する．

（日本肝臓学会 肝炎診療ガイドライン作成委員会（編）．B型肝炎治療ガイドライン（第3.1版）．2019年3月より転載．
https://www.jsh.or.jp/medical/guidelines/jsh_guidlines/hepatitis_b（閲覧：2019-8-5））

第3章 治療

は73％，PASI 100は47％と高い効果を示しており，他のIL-23阻害剤同様の高い安全性が示されている．

2 生物学的製剤使用前後の検査と対応

1. 事前準備，問診，検査

具体的なスクリーニング時および生物学的製剤開始後の血液検査，尿検査の例を**表2**に示す．開始後は日本皮膚科学会のマニュアル[1)]に従い，1，3，6カ月後，その後は半年おきに胸部X線とともに血液検査，尿検査を行う．肺外結核もあり得るため，インターフェロン-γ遊離試験(interferon-gamma release assay；IGRA)も半年〜1年に一度，または臨床症状の出現に応じて検査，確認しておく．

2. B型肝炎対策

HBs抗原，HBs抗体，HBc抗体のいずれかが陽性であった場合，日本肝臓学会肝炎診療ガイドライン作成委員会 編『B型肝炎治療ガイドライン』に沿って対応する(**図1**)[2)]．

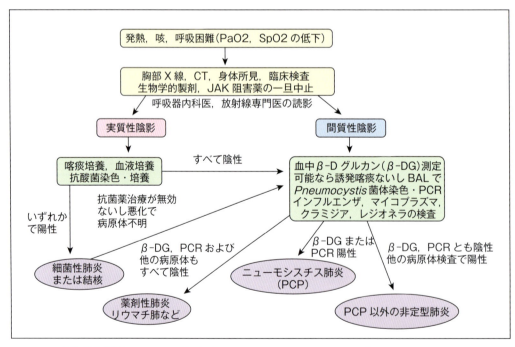

図2 生物学的製剤，JAK阻害薬投与中における発熱，咳，呼吸困難に対するフローチャート
(日本リウマチ学会．関節リウマチ(RA)に対するTNF阻害薬使用ガイドライン(2019年6月29日改訂版)．2019より転載)

3. 結核など呼吸器疾患対策

結核の既感染者，あるいは胸部画像所見で陳旧性肺結核に合致する陰影を有する患者，ツベルクリン反応陽性の患者，QFT陽性の患者において，生物学的製剤は潜在性結核を再活性化させるおそれがあるので，結核感染リスクが高い患者では生物学的製剤開始3週間前よりイソニアジド(INH)内服を，原則として300mg/日(低体重者には5mg/kg/日)で通常6カ月間，糖尿病の合併や免疫抑制状態が想定される患者では9カ月間行うよう記載されている．

呼吸器疾患の罹患が疑われた場合には日本リウマチ学会のマニュアルの発熱，咳，呼吸困難に対するフローチャートを参照されたい(図2)．また，TNF阻害剤投与中にKL-6が非特異的に上がることがあるが，ほとんどが経過観察で低下する．ただ，上がり続ける場合には，画像検査や血液検査で肺病変の有無を確認する．また，KL-6は肺腺癌，乳癌，膵癌などの悪性腫瘍の腫瘍マーカーともなり得るため，必要に応じて全身精査を行う．

このほか，TNF阻害剤投与に伴い，抗核抗体価上昇，エリテマトーデスの発症を認めることがあるので，TNF阻害剤投与患者においては定期的に抗核抗体，補体価，抗ds-DNA抗体を確認しておく．

〈多田弥生〉

References

1) 日本皮膚科学会生物学的製剤検討委員会.乾癬における生物学的製剤の使用指針および安全対策マニュアル(2011年版). https://www.dermatol.or.jp/uploads/uploads/files/news/1309834922_1.pdf
2) 日本肝臓学会 肝炎診療ガイドライン作成委員会(編). B型肝炎治療ガイドライン(第3.1版). 2019年3月. https://www.jsh.or.jp/medical/guidelines/jsh_guidlines/hepatitis_b(閲覧：2019-8-5)

第3章 治療

5 光線療法

Summary

　乾癬に対する光線療法は，1975年のPUVA（外用）から始まり，2002年に311nmナローバンドUVBが国産化され，飛躍的に波長特性を生かした簡便性の高いナローバンドUVBが使用されるようになった．さらに，2008年，病変部にのみ照射するターゲット型光線療法（308nmエキシマライト）が登場し，312nmフラットタイプ・ナローバンドUVBも登場した．今後数年で，紫外光LEDの照射装置の開発や在宅光線療法（home phototherapy）もinformation and communication technology（ICT）を用い，開発が進められるであろう（図1）．詳細については，『乾癬の光線療法ガイドライン』を参照してほしい[1]．

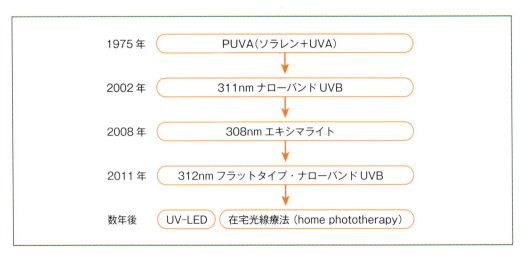

図1　光線療法の歴史と将来

（筆者作成）

1 光線療法の種類

1. ナローバンドUVB

　ナローバンドUVBは，通常のUVB（ブロードバンドUVB）とは異なり，ピークだけでなくほとんどが311〜312nmに分布する幅の狭い波長で，フィリップスTL01というランプが用いられる．わが国でも2002年の国産照射器の発売とともに一般臨床レベルでの治療が進み，乾癬，白斑，アトピー性皮膚炎などでは使用頻度が高くなり，クリニックや病院などで広く使

用されている．乾癬の治療では，ブロードバンド UVB より効果が優れること，PUVA と同等の効果が得られることもこの要因である．

■容易なナローバンド UVB の照射方法

　ナローバンド UVB の照射方法には，①最少紅斑量（MED）を基準とした照射方法，②スキンタイプを基準とした方法，③初回照射量・増量幅も一定が取られるが，スキンタイプを用いた方法はわが国では行われてはいない．乾癬では，どの施設でも同様に効果が得られやすいスタンダードレジメンといわれる MED を基準とした代表的な照射治療が推奨される（**表 1**）．乾癬に対して治療効果を上げていると思われる．

　乾癬では，代表的な照射方法（スタンダードレジメン）を用い，MED の 50～70％から照射を開始し，紅斑反応をみながら，10～20％の増量を行う．最大 4MED（**表 1**）．ステロイドや活性型ビタミン D_3 外用時は，最大 2MED 程度．

　増量に伴い紅斑がみられるが，**表 1** の照射方法で，照射量・増量方法の変更を行い照射が可能であり，ナローバンド UVB であるので，水疱など高度の急性副作用を起こす症例はほとんどない．

表 1　尋常性乾癬に対するナローバンド UVB 照射方法

1	最少紅斑量（MED）の測定（24 時間後判定）．
2	初回照射は MED の 50～70％．
3	2 回目以降は，紅斑を生じなければ，毎回 20％ずつ照射量を上昇させる． ただし，①淡い紅斑がみられるようなら，前回と同じ照射量で行う． ②境界明瞭な紅斑がみられた場合は，その際には照射せず次回は同量とし，その後 10％ずつ増量を行う． ③痛みを伴う紅斑，浮腫性紅斑，水疱を生じるようなら，その症状がなくなるまで待ち，照射量を半減し，その後 10％ずつ増量を行う．
4	1 回あたりの照射量は，4MED* を超えないようにする．
5**	治療スケジュールによって照射間隔が空いた場合には，以下のように照射量を減じる． 4～7 日：照射量を同量に維持 8～14 日：照射量を 25％減じる 15～21 日：照射量を 50％減じる 22 日以上：初回照射量と同量

＊：白色ワセリン使用時．ステロイド・活性型ビタミン D_3 外用時は，2MED を目途とする．
＊＊：寛解もしくは 80％以上の改善がみられるまで週 2～4（5）回の照射を基本とする．

（筆者作成）

第3章　治療

2. 308nm エキシマライト

　ナローバンド UVB からわずか 3nm 短波長側に波長のピークをずらした 308nm エキシマライトが登場し，さらに有効性が認められることから，局所的な照射方法，ターゲット型光線療法として普及した．ナローバンド UVB では，正常部位の皮膚への照射がなされるため，無疹部において不必要な光老化や発がんのリスクが高くなること，頻回および比較的長期間の照射が必要であること，十分な効果を得るためには 1 週間に 2 回以上の照射が必要であることなどが問題である．

　照射回数や週あたりの受診数を少なくすることが現在の光線療法での課題である．とくに，全身型照射器で治療する際には，小さな範囲の皮疹であれば，不必要な照射を防ぐために遮光などが必要である．そのため，乾癬や白斑皮疹部のみに照射されるターゲット型光線療法が考案され，開発が行われた．

　エキシマランプには，308nm よりも短波長側の紫外線が含まれるため，ナローバンド UVB に比べると紅斑反応を惹起しやすく注意が必要である．MED が，ナローバンド UVB に比べ，1/2～1/5 程度になる．

　ターゲット型光線療法としてエキシマライト療法は，乾癬では初回を含め MED 以上で照射されることが多い．増量幅は，紅斑反応をみながら 10～20％の増量を行う方法が通常であるが，30～40％増量や 1MED ごとの増量など，強力に照射を行うこともある．

　白斑では，ナローバンド UVB と同様に照射されることが多い．名古屋市立大学病院皮膚科では，1MED から開始し，20％ずつ増量，もしくは $0.1 J/cm^2$ の増量を行うような照射を行っている．週 1 回の照射でも効果が十分に期待される．

　乾癬，尋常性白斑，皮膚 T 細胞性リンパ腫，掌蹠膿疱症，アトピー性皮膚炎などに効果がある．

3. PUVA (Psolaren + UVA)

　PUVA は，内服・外用・PUVA バスという 3 種類の方法で行われる．内服ではソラレン（メトキサレン）錠を内服し，光線感受性がピークとなる 2 時間後に UVA の照射を行う．内服直後から，当日は遮光が必要で，翌日も日光になるべく当たらないように指導が必要である．日本のような紫外線の多い地域では日常生活の制限が非常に大きいため，入院で行われることが多い．外用では，ソラレンの外用部位は内服と同じように遮光が必要であり，これを十分守らなければ思わぬトラブルとなる．PUVA バスでは，ソラレンを混入した浴槽に入浴後ただちに照射を行う．数時間後には，ほぼソラレンの作用がなくなるため，遮光などの日常生活の制限がほとんどない．

■外用PUVA

0.3％メトキサレンを塗布直後から2時間後にUVA照射．最少光毒量の1/2〜1/3の照射量から開始する．適宜20〜50％ずつ増量する．簡便な方法である．

> **処方例** オクソラレンローション(0.3％)：照射直前から2時間前(施設ごと一定)に，皮疹部に筆で塗布．

4. PUVAバス

0.0001〜0.0002％メトキサレン入り37〜40℃の浴槽に15分間入浴し，直後にUVA照射．初回照射：0.2J/cm^2，2回目：0.5J/cm^2，3回目：0.8J/cm^2，4回目：1.1J/cm^2，5回目：1.5J/cm^2，6回目：1.9J/cm^2，7回目：2.3J/cm^2，8回目：2.8J/cm^2，9回目：3.3J/cm^2，10回目：4.0J/cm^2．照射後の生活制限はほとんどないが，入浴設備が必要である．外来であれば週に1〜2回程度．また，入院で行う場合は週5回の照射で初期照射量0.5J/cm^2，照射ごとに0.5J/cm^{2}の増量幅で増量し，最大照射量4.0J/cm^{2}で照射することも可能である．

5. 在宅光線療法 (home phototherapy)

海外では，在宅光線療法でナローバンドUVB療法を行うことは臨床試験や実績で治療効果，安全性については問題ないとされ，外来での照射と比べて医療経済上のメリットや患者のQOLから考えると有利な点が多い．仕事上の都合で頻回の外来通院が困難な場合が導入理由であったが，皮膚科専門医不在地域では，皮膚科専門医療機関まで遠距離である場合など，また，在宅医療の1つとして提供できる可能性が出てきた．今のところ，わが国では家庭で使用する承認を受けた照射機器はなく，実施されていない医療である．しかし，在宅医療を進めるうえでは，今後加速度的に仕組みや医療環境が整う可能性もある．

在宅医療の一部として光線療法を提供できる可能性が出てきた在宅光線療法をいかに安全性が高く，有効性が出るようにしていくかなど，Made in Japanの機器開発が期待される部分でもある．ターゲット型光線療法は，範囲の狭い皮疹に使用することからも，在宅光線療法として大きな役割を果たす可能性がある．

2 絶対禁忌・相対禁忌

乾癬の光線療法の禁忌は絶対禁忌と相対禁忌に分けられる．絶対禁忌としては，①皮膚悪性腫瘍の合併あるいは既往歴のある者，②高発がんリスクのある者(異形成母斑症候群：

第3章　治療

dysplastic nevus syndrome，色素性乾皮症，過去に砒素の内服や接触歴，放射線〔電子線・X線〕照射歴のある者など)，③顕著な光線過敏を有する者(色素性乾皮症などの遺伝性光線過敏症，白皮症，ポルフィリン症，光線過敏がある膠原病など)が挙げられる．これはナローバンドUVB，ブロードバンドUVB，PUVAに共通である．内服PUVAの場合は，これらに加えて，④妊娠中あるいは授乳中の女性，⑤シクロスポリンやメトトレキサート治療中またはその既往がある場合が挙げられる．ただし，症例によりやむを得ず，実際には①皮膚悪性腫瘍の既往歴のある者や，⑤シクロスポリンやメトトレキサートの既往がある場合にも光線療法が行われているのが現状である．

　相対禁忌は，避けたほうがよい症例や実施の際には厳重な経過観察が必要な場合である．①光線過敏がある場合，光過敏を生じる薬剤，免疫抑制薬(シクロスポリン，メトトレキサート)を服用中の者，②光線増悪性自己免疫性水疱症(天疱瘡，類天疱瘡など)，重篤な肝・腎障害を合併する者(ただし内服PUVA)，③ソラレン過敏症，日光照射・PUVA治療で乾癬の症状が悪化した既往をもつ者，④10歳未満の者である．②の相対禁忌の「重篤な肝・腎障害を合併する者」は内服PUVAに限る．④の10歳未満の者についてはターゲット型光線療法を相対禁忌から除く．生物学的製剤の投与中は，全身への照射は原則行わず，ターゲット型照射などの局所的な照射にとどめるべきである．

3　光線療法実施におけるポイント

1. 専門医による光線療法実施のポイント

- 効果判定を定期的に行い，光線療法による治療が適切かどうか，評価を行う．

2. 患者説明のポイント

- 急性の副作用(急性皮膚傷害・色素沈着)，慢性の副作用(皮膚発がん性・光老化)について説明する．
- ソラレン外用後は，遮光をすすめる．

3. 看護・介護のポイント

- 適正に照射が行われるように介助する．
- 照射時間を誤ったり，異なる光源(とくにPUVAではUVB)を照射しないように医師とともに機器の確認を行う．
- 照射時に紫外線遮光眼鏡の装着を確認する．
- ソラレン投与後，遮光をすすめる．

4 保険診療の算定方法

2008年4月に，308nm以上313nm以下に限定した中波長紫外線療法では，1日340点の算定（2012年4月時点）が，乾癬，掌蹠膿疱症，尋常性白斑，菌状息肉症，慢性苔癬状粃糠疹，悪性リンパ腫，類乾癬，アトピー性皮膚炎の疾患に可能となった．すなわち，上記疾患に対して，308nmエキシマライト，ナローバンドUVBでの340点の算定が可能である（2019年現在）．

（森田明理）

Reference
1）森田明理，江藤隆史，鳥居秀嗣，他．乾癬の光線療法ガイドライン．日皮会誌．2016；126：1239-62.

第3章 治療

6 顆粒球・単球吸着除去療法（GMA）

Summary

汎発性膿疱性乾癬（GPP）に対して顆粒球・単球吸着除去療法（GMA）が承認された．併存疾患のため生物学的製剤が使用しにくい場合や，生物学的製剤の効果が十分に出せない場合の併用など，有用な治療方法である．ここではGMAのメカニズムや治療方法を概説するが，GMA治療の流れを理解して，いつでも使用できるような知識を身につけ，あわせて院内におけるGMA治療の依頼方法を確認してほしい．

はじめに

汎発性膿疱性乾癬（GPP）の治療には，内服薬（エトレチナート，シクロスポリン）や生物学的製剤，顆粒球・単球吸着除去療法（granulocytes/monocytes apheresis；GMA）（図1，2）が用いられており，それぞれ特徴がある．シクロスポリンは長期間服用すると腎障害などの副作用を起こすことがあるため注意が必要で，生物学的製剤は効果が期待できる反面，併存疾患（糖尿病，心不全など）の影響で使用が難しいケースもあるので，罹病期間が長い患者では十分にバックグラウンドを確認したい．一方，GMAは，併存疾患がある患者でも比較的安全に使うことができることが特徴である．

1 GMAのメカニズム

①活性化した白血球に過剰発現した接着分子を介して，顆粒球・単球を選択的に除去．

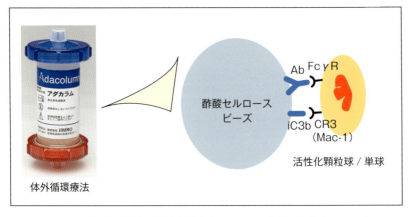

図1　顆粒球・単球吸着除去療法（GMA：アダカラム®）について

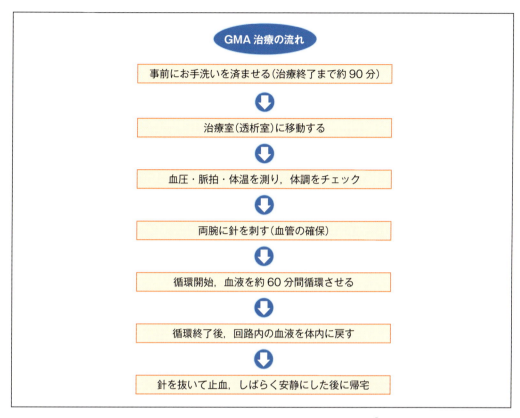

図2　顆粒球・単球吸着除去療法(GMA：アダカラム®)の手順

(筆者作成)

②カラムを通過した白血球は，接着分子の発現低下や，IL-1，IL-6，IL-8，TNF-αなどの炎症性サイトカインの産生能が低下．
③炎症性の高い $CD14^+CD16^+$ 単球の割合を減らす．また CCL3，CCL4 の減少をきたす．

2　GMA による治療法

　GMA 単独で治療を行うケースもあるが，外用薬や内服薬の効果が十分ではない場合，GMA をプラスすることで症状が改善する例もあり，生物学的製剤を定期的に投与する際，次回投与まで効果が持続しない場合に GMA を使うなど，使用範囲が広い治療法だと思われる．
　インフリキシマブに効果減弱を示した関節症状を有する膿疱性乾癬患者に対し，10回のGMA を併用したところ，皮疹の改善とともに関節症状の改善も認めた[1]．

第3章　治療

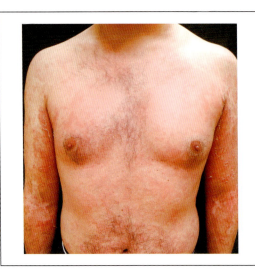
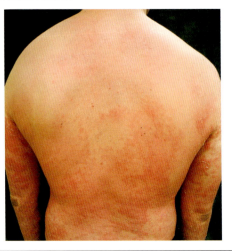

図3　膿疱性乾癬発症時の臨床像
全身に膿疱が散在し，とくに上肢・下肢に強くみられる．

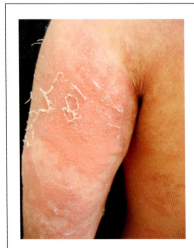
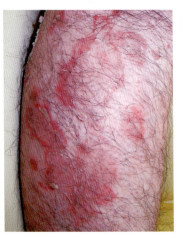

図4　図3の上肢・下肢症状

1. 症例

　X年頃より全身に紅斑・鱗屑が出現し乾癬と診断（図3，4）．X＋5年頃より腰痛と指関節痛が出現し，乾癬性関節炎と診断されメトトレキサートの内服が開始されていたが，症状増悪のため当院を受診された．PUVAバス療法，シクロスポリン，サラゾスルファピリジン，メトトレキサートなどの内服治療を行っていたが症状は一進一退であった（図5）．

　X＋14年よりインフリキシマブ治療を開始し一旦症状改善するも，再度皮疹悪化し，ぶどう膜炎も発症した．病勢のコントロールが困難であったため，X＋16年3カ月よりアダリムマブ治療に変更したところ，皮疹は軽快傾向となった．しかし，関節炎はコントロール不良

⑥ 顆粒球・単球吸着除去療法(GMA)

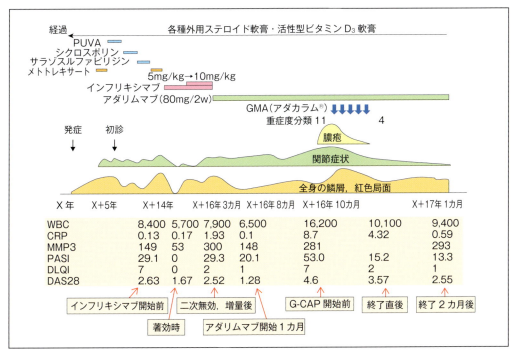

図5 顆粒球・単球吸着除去療法(GMA)を併用した治療経過

(筆者作成)

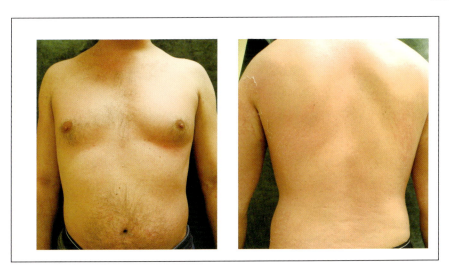

図6 顆粒球・単球吸着除去療法(GMA)終了 2カ月後

であった．X＋16年8カ月，皮疹・関節症状が悪化，発熱を認め膿疱が出現したため，アダカラムを使用したところ明らかな改善を認めた(図6).

(森田明理)

Reference
1) Fujisawa T, Moriya C, Shibuya Y, et al. Acta Derm Venereol. 2013；93：364-5.

第3章 治療

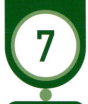

7 困ったときの治療

Summary

　乾癬の生物学的製剤は，現在8つが使用可能（2019年7月末）で，抗TNF-α抗体2種類，抗IL-17A抗体2種類，抗IL-17受容体A抗体1種類，抗IL-12/23p40抗体1種類，抗IL-23p19抗体2種類であり，さらに新たな生物学的製剤の登場が期待されている．効果発現のスピードの違い，安全性のプロファイルにやや違いがあるものの，いずれの抗体もターゲットが異なるにもかかわらず，効果が高い（PASI 75/PASI 90の達成率）．では，生物学的製剤があるので，治療に困る症例はないだろうか．生物学的製剤が使用できない症例となると内服・光線・外用を駆使しなければならなくなる．また，範囲が狭いか，限局しているため，生物学的製剤の治療に踏み切ることができない症例もあるだろう．乾癬の難治部位は，乾癬治療のコツにもなり，乾癬治療の基本にもなる．乾癬の治療が難しいのは，外用・内服・光線・生物学的製剤のいずれの治療にも精通し，さらに難治部位を克服するための基本と工夫が必要であるからであろう．さらに，病型やその病型中での多様性もあるため，何年専門的に治療を行っても，まだまだ課題があると実感する．

1. 下腿の皮疹と浮腫が重症になったが生物学的製剤が投与できない場合　—ワセリン密封療法

　生物学的製剤の登場により，重症な乾癬患者は，時間とともに着実に少なくなると思われる．しかし，一旦，感染症，がんなどに罹り生物学的製剤の投与が困難になると突然治療が難しくなってくる．たとえば，下肢の乾癬が広範囲になり，ほぼ下腿全体（全周）に広がると急速に浮腫が起こることを経験する．とくにシクロスポリンを中止した際に起こることが多い．この場合，どのような方法がベストか考えてみた．

　光線療法では，ナローバンドUVBやエキシマライトでは効果発現までの時間がかかりあまり向いていない．ただし，PUVAバスで毎日照射治療する方法であれば，5回くらいから明らかな効果が得られる（しかし，入院が必要である）．

　ステロイドの少量内服投与（〜10mg）である程度の効果が得られるものの，膿疱性乾癬へ移行するリスクを抱える．また，長期の視野に立った場合，ステロイド内服を一旦開始することが長期間少量の内服を継続するような結果となり，皮膚の菲薄化を起こし，紫斑や弁状創を作りやすい．また，骨折もしやすくなる．

　ストロンゲストクラスのステロイド外用薬を使用すると効果があるが，使用継続することになり，バックアップとなる生物学的製剤やシクロスポリンの内服が使用できない際は治療が難しい．

⑦ 困ったときの治療

　さて，答えは当然ないのだが，意外に良いのがワセリン密封療法である．ワセリンを多めに外用し，その上からラップで巻く方法である．安全性にも問題があるわけでもなく，やめることにも問題がない．あとは少量のフロセミドを短期間併用するのも方法であるが，腎機能の悪い患者にはできない．

（森田明理）

2. 頭部の鱗屑が取れないとき —親水クリーム(軟膏)密封療法

　頭部にも長年待ち望んだステロイドシャンプー製剤が登場した．ようやく海外と同様の治療ができるようになったが，頭部の皮疹が広範囲となって鱗屑が固着して取れないときは，親水クリーム密封療法が良い方法となる．頭部だけで，生物学的製剤という選択肢もあるのかもしれないが（著しいQOL障害），意外に外用でも良くなる症例は少なくない．

　親水クリームの使い方であるが，まず，よくクリームを全体に練ることで柔らかくし，それを多めに手に取り，地肌になじませる．全体に白っぽくなるので，その上からラップで覆う．約2時間して洗髪をすると想定以上に鱗屑が取れる．そのうえで，ステロイドシャンプー（ショートコンタクト）を使用したり，ビタミンDローションの外用を行うと効果が出てくる．

（森田明理）

3. 高齢者の陰部乾癬 —外用は難しい

　陰部乾癬は，病変の場所からもなかなか訴えを聞くことは少ないが，多くの乾癬患者にとって悩みの場所である．男性の場合はまだ方法がいくつかあるが，女性で前から肛門周囲まで広がると治療が難しい．生物学的製剤投与ではこの部位でも効果を発揮するので，あまり広がらない時点で使用するのはよいかもしれない．しかし，80歳以上を超えた高齢者の場合は，どうすればよいのだろうか．とくに，尿漏れパッドのシールが貼り付くとどんどん広がる．また，外用も難しく，軟膏に尿が溶け込んでしまう．少量のエトレチナート（10mg）を内服してもらいながら，生活指導や薄く外用をすることで，約1年くらいかけて治療することになる．

（森田明理）

4. 手足の角化が強く，亀裂が生じやすい症例

　浅い亀裂であればストロンゲストのステロイド外用，フルドロキシコルチド貼付剤などで上皮化することもあるが，深い亀裂の場合には疼痛で患者の日常生活の妨げになることがあるので，亀裂の中に亜鉛華軟膏が入るように外用し，亀裂が埋まり疼痛が取れたら，局所にストロンゲストのステロイド外用を行う．また，角化をそのままにしておくと，とくに冬に亀裂が多発するので，角化部位には外用療法であればストロンゲストのステロイドODT，サリチル酸

第3章　治療

ワセリン外用，院内調整製剤としてあればビタミンA含有軟膏（※保険適用外）などを考慮する．外用で効果がない場合には手足へのエキシマライト照射，全身療法も選択肢となる．

（多田弥生）

5. 手掌と足底に限局した乾癬　―エトレチナート少量内服

　乾癬外来で乾癬の患者を多数診察していると，手掌や足底に限局して著明な角質化を伴った紅色局面を持つ患者に出会うことがある．鱗屑は目立たず，掌蹠角化症や進行性手掌角皮症か？とも思いながら生検してみると表皮の棍棒状肥厚と肥厚した角層下に好中球を認め，手掌と足底に限局した乾癬であることが判明する．手掌と足底，時には手掌のみに皮疹が限局し，他の部位にはまったく乾癬の皮疹がないので，肉眼所見のみで乾癬と診断することが難しいと感じる．境界明瞭な角化性の紅斑が特徴的である．通常，すでにさまざまな外用療法が行われており，どれもうまくいっていない．そのような場合には，筆者はエトレチナートの少量内服を行っている．エトレチナートを10mg/日で内服開始すると，時間はかかるが，角化性紅斑は徐々に軽快し，最終的に皮疹は消失することが多い．効果をみながら20mg/日に増量することもある．あらかじめ患者には治療に時間がかかることを説明しておく．皮疹がすべて消失したらエトレチナートを漸減して中止している．

（小宮根真弓）

6. 重症の乾癬性関節炎でも，生物学的製剤が使用できない症例

　乾癬性関節炎は，軽症例では非ステロイド系抗炎症剤内服のみで軽快する場合もあるが，重症例では抗TNF-α抗体製剤や抗IL-17抗体製剤などの生物学的製剤の投与が有効である．しかしながら，生物学的製剤は経済的な理由などから使用が難しい症例に遭遇することも多い．また，非結核性抗酸菌症などで生物学的製剤が使用できない症例も存在する．そうした場合には，2019年に保険適用となったメトトレキサートを使用するとよい場合がある．メトトレキサートは皮膚科領域では6～8mg/週で使用することが多いが，重症例では12～16mg/週まで増量することが可能である．3カ月ほど高用量で使用し，症状が軽快したら徐々に減量，4～6mg/週で維持できるようになれば，生物学的製剤を使用しなくても治療が可能である．メトトレキサート使用中は，肺線維症や肝機能障害，血球減少などに注意する必要がある．万全を期す場合にはアレルギーリウマチ内科などと併診するとよい．非結核性抗酸菌症がある場合には，適宜呼吸器内科などと併診する．

（小宮根真弓）

7. 重症の尋常性乾癬であるが，生物学的製剤が使用できない症例

　尋常性乾癬においても，経済的理由や，非結核性抗酸菌症などの理由で生物学的製剤が使用できない症例が存在する．メトトレキサートは皮疹にも有効であり，メトトレキサート投与が有用である場合も多い．また，シクロスポリンは乾癬に対して有効な内服薬であり，生物学的製剤が使用できない症例ではシクロスポリンが有用である．メトトレキサートもシクロスポリンも免疫抑制作用はあるため，非結核性抗酸菌症などの感染症の症例では，適宜呼吸器内科などにコンサルトすることが必要である．シクロスポリンは，1年ほど使用していると約3分の1の症例で血圧の上昇やクレアチニン値上昇を認めるため，そのような症例では降圧剤を併用したり，いったん休薬してクレアチニン値が下がるのを確認してから再開することで，しばらくの間治療が可能である．約3分の1の症例では血圧上昇もクレアチニン上昇もなく比較的長期間使用できるが，1年に1回1カ月くらいの休薬期間を設けることでより長期に使用できる場合もある．

　アプレミラストも有効な治療である．効果が比較的マイルドなため，生物学的製剤の使用を考慮するような症例では症状を抑えるのが難しい場合もあるが，効果には個人差があるため，試してみる価値はある．

〔小宮根真弓〕

8. 爪乾癬

　爪乾癬は，整容的にもQOLに大きく影響を与えるが，通常の外用治療への反応が悪く難治である．生物学的製剤はもちろん爪乾癬にも有効であるが，皮疹はほとんどないのに爪乾癬のみが目立つ症例については，なかなか生物学的製剤に踏み切れない場合も多い．軽度の爪乾癬であれば，活性型ビタミンD_3外用薬あるいはステロイド・活性型ビタミンD_3配合剤のODTが有効である場合がある．エトレチナート内服は爪を薄くするが，整容的には満足が得られる症例もある．シクロスポリン内服は爪乾癬に有効である．

〔小宮根真弓〕

第3章 治療

8 症例ごとの治療の実際（1）総論

Summary

乾癬治療においては，外用，内服，光線，生物学的製剤の4つをどのように使用するかが，早期・軽症例，中等症例，重症例を治療する際の戦略となる（図1）．本項目では，早期・軽症例，中等症例，重症例の3つに分けて，症例ごとの治療の実際としてまとめた．

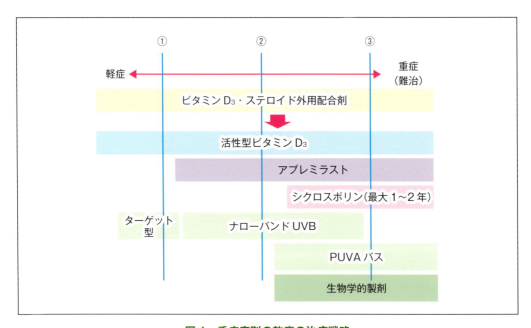

図1　重症度別の乾癬の治療戦略

（筆者作成）

1. 図1 ①〜③を考えて，治療を考えてみる

① 早期・軽症例：外用の最適化，光線療法（ターゲット型）の早期の介入
② 中等症例：外用の最適化，アプレミラスト内服，ナローバンドUVBの定期照射
③ 重症例：外用の最適化，アプレミラスト内服，ナローバンドUVBの定期照射，生物学的製剤

2. 勤務医のあなた，どこまでやりますか？

①，②というのが一般であるが，もし③を行うなら，1種類の生物学的製剤を選ぶこととなる．

⑧ 症例ごとの治療の実際（1）総論

表1　症状からみた乾癬の治療法

①	外用の最適化，光線療法（ターゲット型）の早期の介入（早期・軽症例まで）	➡	**BASIC** 本書 p130〜133
②	外用の最適化，アプレミラスト内服，ナローバンドUVBの定期照射（中等症例まで）	➡	**ADVANCE** 本書 p134〜136
③	外用の最適化，アプレミラスト内服，ナローバンドUVBの定期照射，生物学的製剤（重症例まで）	➡	**MASTER** 本書 p138〜144

（筆者作成）

　乾癬の治療には，おもに外用，内服，生物学的製剤，光線の4つがあるが，軽症から重症（難治）を基準に，それぞれの治療方法を並べてみた．それを症状から考えると**表1**の3つに分けられることになる．

（森田明理）

第3章 治療

症例ごとの治療の実際
(2) 早期・軽症例

Summary

乾癬の治療全体として外用が基本であり，とくに早期・軽症例では，外用治療が大きなウエイトを占める．皮疹部位の確認，外用のアドヒアランス，外用方法の指導，生活指導などが大切で，皮疹を拡大させないことが乾癬を重症化させないこと，併存症を増やさないことにつながると思われる．

BASIC

重症度にかかわらず，乾癬の治療全体として，外用が基本である．

1 早期・軽症の乾癬患者をみたら

1. 初診時

まず，頭から足まで，乾癬皮疹がどこに出現してどのような分布かをみる必要がある．

①頭部

頭部は，どこに皮疹が出現しているかでまったく治療が異なるので，まず頭部のどの部位に出現しているかを確認し，紅斑，鱗屑の程度（鱗屑の大きさ）の観察を行う．頭部のうち出現しやすいところは後頭部で，前方から後方へ，そして耳の生え際などを観察し，範囲を理解する．鱗屑が大きいということは，前治療が良くない，良くなっていない，活動性が高いことになる．

②上肢

次に，上肢をみていく．手指は外用では治りが悪く，また生活や仕事の負担のかかる場所である．また，爪は「爪母乾癬」，「爪床乾癬」といって，爪だけでも観察すべきことは多いが，初級（BASIC）ではまず乾癬によるものかどうかだけ判断する（爪白癬は鑑別診断）．手掌乾癬も治しにくい場所で，爪，手指，手掌が出ている時点で早期・軽症とはいえず，初級編（BASIC）ではなくなる．とくに爪は，乾癬性関節炎と深い関係がある．手から前腕，肘，上腕に移っていくが，いずれも乾癬皮疹も出やすい場所で，力がかかる，鱗屑をめくる習慣があるなどで悪くなる場所である．

③体幹

次は体幹であるが，男性医師からは女性患者に対し，下着の見えない範囲で，背部，腰部を

観察し，広範囲であると判断した場合には，問題のない範囲で病変範囲，皮疹の重症度（紅斑・浸潤・鱗屑）を確認する．女性医師から男性患者に対しても同様の配慮が必要で，必ず背部から診察を行い（医師側から衣類をめくり上げない），そのうえで腹部の診察を行う．

④下肢

PASIスコアでは下肢のスコアに臀部が入るので，視診することが望ましいが，患者が診察に難色を示しそうな場合は，体幹の診察の際に少し手を添えて見る．もしくは，「臀部には皮疹が出ていますか」という話をしながら，広範囲であることがわかった場合に見せてもらうことも多い．下肢は，男性女性ともにズボンのすそを上げてもらうようにみて，下腿の皮疹が広範囲であれば，大腿部分も見せてもらうか，また質問をするような方法で，皮疹範囲を決めていく．問題は陰部であるが，初診で患者側から話がないと聞きにくい場所であるので，順次皮疹の状況を聞くなかで，最後にさらっと聞くのがよいのではないかと思う．

足の爪や足底も手指・手掌と同様である．

乾癬の診療に慣れてくれば，BSA（％）とPASIが容易に算定できるが，BSA・PASIが10以上は重症で，BSA・PASIとも3程度までが軽症と考えられている．

2. 外用のアドヒアランスの確認

上記の診察のなかで，外用しているかどうか（アドヒアランス）は確認できるものである．少し手指の背側で皮疹に触れるようにすれば，どのくらいの外用がなされているか感じ取ることができる．かなり乾いていれば，乾癬にとって良くない（広がりやすい）のは当然で，場合によっては治療をあきらめている場合も多い．

3. 生活指導

喫煙，飲酒，食生活に始まり，仕事の負担についても話が聞けると治療方針が立てやすくなる．

4. 入浴指導

ナイロンタオルを使ってこすらない．入浴時間が長くなると鱗屑がめくれるが，あまりめくらないことをすすめる．軟膏がついているので，石けん（弱酸性）をつけて，スポンジなどで優しく洗う．

ここまでの問診は5分くらいで行えるが，皮疹の範囲，重症度，患者ごとのバックグラウンドを理解することになろう．

第3章 治療

2 治療（外用）

乾癬の外用の基本であるが，強くこすりつけるように外用をしないことである．また，外用で効果が得られなかった場合の次の治療（光線・内服，場合によっては生物学的製剤）があるので，うっすら光る程度の厚さの外用で十分である（図1）．最も重要なことは，毎日外用をすることである．また，乾癬の部位ごとに外用の効果の差があるので，図2のような順に良くなっていくことを説明する．

また，
① 外用薬の特性を生かした外用方法→毎日外用
② 入浴後のまだ乾かないときにうまく外用
③ 夏に良くなることを利用して，外用療法を応用（図3）
　→夏ごとに次第に良くなり，寛解になる症例もある．

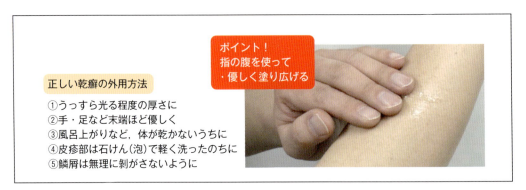

図1　外用薬の塗布の指導
（筆者作成）

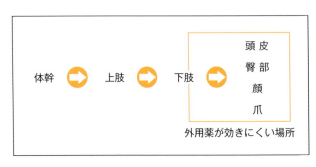

図2　外用療法のおもな効果発現順
（筆者作成）

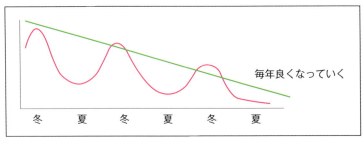

図3　乾癬治療の季節別改善例
（筆者作成）

⑧ 症例ごとの治療の実際（2）早期・軽症例

1. 乾癬における外用薬のポジショニング

　2014年9月，わが国においてステロイド外用薬と活性型ビタミンD_3外用薬の配合外用剤であるカルシポトリオール水和物/ベタメタゾンジプロピオン酸エステル配合剤が発売され，さらに2016年6月にマキサカルシトール/ベタメタゾン酪酸エステルプロピオン酸エステル配合製剤が販売開始された．配合外用剤の意義は，ステロイド製剤は抗炎症作用と免疫細胞の浸潤に対して作用する一方，活性型ビタミンD_3製剤は異常なケラチノサイトの増殖と分化に作用するというように，それぞれ作用機序が異なることから，これらの2つの薬剤の配合外用剤は，乾癬治療での役割は大きい．

2. 1日1回の外用が基本

　配合外用剤は尋常性乾癬を対象に1日1回適量を塗布する用法・用量であり，これまでの活性型ビタミンD_3製剤1日2回の塗布と比較すると利便性に優れる．

3. すみやかな効果

　ステロイド外用薬，活性型ビタミンD_3製剤に比べて，1週間で約40％程度，4週間では60〜70％程度の改善率（PASIの減少率）がみられ，すみやかな効果がみられた．実際の治療では，1週間で予想される効果が得られるか，可能であれば受診していただき，効果があればさらに3〜4週後に受診してもらい，効果を確認し，外用範囲によっては血清カルシウムおよび腎機能の検査を行うことが推奨される．

　効果がすみやかなため，最初の受診（1〜2週間後）までは部分的な外用を行うことも方法の1つ（たとえば体幹のみ）であり，効果がみられた場合には，乾癬の皮疹がみられる部分すべてに外用を行うことで，効果を出すことが期待される．また，配合外用剤の最大の効果は外用開始4〜8週間後であり，8〜12週間後に効果が得られない場合には，開始前の治療に戻すか，もしくは次の治療方法を検討することが必要である．このことから，配合外用剤を用いることで，外用療法が適しているかどうかも判断ができる．

3　治療（光線療法〔ターゲット型〕の早期の介入）

　外用で良くならないとき，十分な効果が出ないときは，範囲が狭ければ光線療法との併用が可能である．とくに，ターゲット型光線療法が容易な組み合わせである．

〈森田明理〉

第3章 治療

8 症例ごとの治療の実際 (3)中等症例

Summary

広範囲の皮疹を呈する中等症の患者には「外用薬は効果がない」として外用薬がまったく処方されていないこともある．重症度に応じた強さの外用薬を2週間程度外用すれば改善が見込めることを理解してもらう．一方で，背中など手が届かず外用困難な部位や下腿や臀部，手掌足底などの難治部位に皮疹を有している患者では，内服，光線，生物学的製剤も含めた全身療法の検討が必要である．全身療法を一旦始めるとやめられないのではないか，という不安感を抱える患者に対しては，全身療法は外用薬での寛解維持に続く寛解導入の意味合いもあることを説明し，理解してもらうようにする．

ADVANCE

外用療法のみでは皮疹のコントロールがうまくいかない症例もあり，外用療法のアドヒアランスの見直し，全身療法の併用を必要とすることがある．

1 中等症の乾癬患者をみたら

1. 初診時

初診時には早期・軽症例と同様の確認を行う．

2. 外用がきちんと行われているかどうかを確認する

ベリーストロングクラスのステロイドや高濃度ビタミン D_3 外用薬を浸潤の強い紅斑に1～2回外用して「外用薬は効果がない」と判断している患者が多くみられる．「最低2週間は継続外用してください」と説明したうえで，たとえば配合外用剤に切り替えると効果が現れる例もある．また，外用の妨げになっている要因をよく聞く．

例）忙しくて塗れない，背中が塗れない，塗るのを忘れる．

塗れないと言っている患者に「塗れるはず！」「塗らないからよくならない」と頭ごなしに怒ることは厳に慎む．患者の立場になったつもりで一緒に考える．

⑧ 症例ごとの治療の実際（3）中等症例

症例 1

50 歳代女性，四肢に散在する乾癬．四肢体幹に多発散在する皮疹に対し，光線療法の全身照射を施行したが，下腿にのみ難治な皮疹が残存した．同部位へのエキシマライト照射，ストロンゲストのステロイド外用をするも効果がなかったが，アプレミラストを併用したところ，数カ月後にはほぼ PASI クリアを達成した．アプレミラストは光線療法で残存した皮疹に対して効果を有することがあるようで，興味深い．

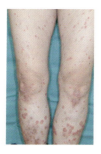

光線療法
ナローバンド
UVB 全身照射
＋
難治部位に
セラビーム

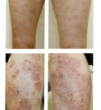

残存する下腿の皮疹へストロンゲストの
ステロイド外用するも無効

光線療法
＋アプレミラスト

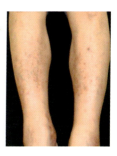

光線療法にアプレミラストあるいはエトレチナート併用は相乗効果を発揮することがある．

症例 2

50 歳代男性，四肢に散在する角化の強い紅斑．関節の可動域制限を最近自覚，外用意欲低下．四肢に強い角化を伴う紅斑を認め，とくに手の角化が強く，関節の可動域を制限するほどであったため，外用が困難になっていた．エトレチナートは粘膜に副作用症状が用量依存性に出現する．こうした強い副作用を一度経験するとエトレチナート忌避の患者をつくることがあるため，10mg/日の低用量から開始し，効果と副作用をみながら内服量を漸増することがすすめられる．一方，こうした効果を急ぐ患者については，高用量から開始し，短期間内服後，外用可能になったら副作用出現前にすみやかに減量することで継続内服を可能にする．

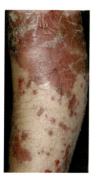

エトレチナート
30mg/日
2 週間

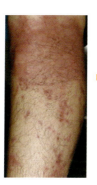

エトレチナート漸減
最終的には 10mg 隔日投与
＋外用療法で寛解維持

エトレチナートは角化の強い病変に高い効果．
低用量から開始して副作用と効果を見ながら漸増することが多いが，日常生活に差し障りがあるほどの角化があれば，高用量から開始して，すみやかに漸減も可．

第3章 治療

3. 全身療法による寛解導入，併用

寛解導入を全身療法で行い，維持を外用薬で行う方策の提案も考慮する．全身療法の間欠投与も考慮する．

4. 治療ゴールを確認する

「PASIクリアに近づきたい」のほかに，「頭皮，爪など，人目につくところだけをなんとかきれいにしたい」，「部屋が鱗屑で汚れなくなればよい」という患者も中等症のなかにはいる．患者の希望する治療ゴール（最も改善したい点）を確認し，ゴールにまっすぐ向かうための方策を患者と検討する．

5. 患者満足度をまめにチェックする

中等症の患者には，治療に対してなんらかの不満を感じて転々と通院先を変える患者が多い印象がある．まめに「今の満足度は100点満点で何点ですか？」と確認し，100点にならない理由を傾聴し，対策を考える．

（多田弥生）

⑧ 症例ごとの治療の実際（3）中等症例

第3章 治療

8 症例ごとの治療の実際
(4) 重症例

Summary

乾癬の重症度は皮疹スコア(PASI)，皮疹面積(BSA)，生活の質の障害の程度(DLQI)を基準として判断する．いわゆるFinlayの提唱した「rules of tens」というものがあり，PASIスコア，BSAあるいはDLQIスコアのいずれかが10以上であれば，重症と判断できる．しかしながら，初回の診察のみでは治療のしにくさという意味での重症度を判断することは難しい．ここでは，乾癬の重症例のなかでも，合併症などでとくに治療が困難な症例に対する治療の実際について解説する．1例目は乾癬性紅皮症症例で腎臓透析中の患者，2例目は汎発性膿疱性乾癬で経過中にニューモシスチス肺炎を発症した症例である．

MASTER

内服や光線治療などの全身療法を必要とする症例で，生物学的製剤の導入を要する場合もある．

1 重症の乾癬患者をみたら

1. 外用をしっかり行っているかどうかを確認する

乾癬の重症度は，PASI, BSA, DLQIによって判断するが，初診時のPASIが20くらいであっても，まったく外用をしていなかったような患者では，しっかり外用治療を行うことによって良くなる場合もある．一方で，しっかり外用を行っているためPASIは10以下でも，次から次へと新生疹が出てきて困っており，生活の質(QOL)が低下している症例もある．中等症例と同じく，重症例でも，外用をしっかり行っていたかどうかを確認することが重要である．

2. 全身治療や合併症の可能性を考えて，血液検査をルーチンで施行する

重症乾癬患者では，脂質異常症や糖尿病，腎障害，肝障害などの合併症がある症例も多く，また全身治療を導入する場合には，ウイルス性肝炎の有無や肝・腎機能をチェックする必要がある．そのため，重症乾癬患者を診察する場合には，血算，生化学，血清学的検査，尿検査な

⑧ 症例ごとの治療の実際 (4) 重症例

どをルーチンで行うことが望ましい.

3. 関節症状の有無をチェック

乾癬性関節炎の合併の有無は常に念頭に置く必要があるが，患者自身が関節症状と皮膚疾患の関連について気付いていないことが多いため，関節症状があるかどうか，医師側から積極的に確認することが重要である.

2 生物学的製剤の症例

■症例①

乾癬性紅皮症. 60歳代前半女性.

透析患者，シクロスポリン内服にて経過をみていたが，増悪傾向であり，紅皮症化した(図1). 透析のためのシャント部位の穿刺を安全に行うため，紅皮症を急速に改善する必要があった. また，関節症状もあり，QOLが低下していた. 急速な皮疹および関節症状の改善が望め，また透析中でも比較的安全に投与が行える生物学的製剤の導入を選択した. 生物学的製剤としては，感染のリスクが比較的少なく，確実かつ速やかな効果発現が期待できると考えられたイキセキズマブを選択した.

初回160mg，2回目以降80mgを皮下注射にて投与開始した.

投与1カ月後には顔面，躯幹の皮疹はわずかな紅斑を残し，下腿に皮疹が残るのみとなり(図2)，3カ月後，4カ月後と治療が進むにつれて，皮膚症状は急速に改善した(図3，4).

この症例では，透析中ということで，エトレチナートやメトトレキサートは体内への貯留があり使用が難しかった. シクロスポリンは透析患者でも使用可能な薬剤であるが，この症例ではあまり有効でなく，生物学的製剤の導入となった. 関節症状があったため，抗TNF-α抗体製剤の導入が第一選択であったが，透析中のため，感染のリスクが低いほうがよいと考えて抗IL-17抗体製剤であるイキセキズマブを選択した. 現在，下腿に乾癬の皮疹が認められるが，全体的にコントロールは良く，副作用も認めていない. 透析中であっても，生物学的製剤は比較的安全に投与が可能であり，透析中の難治な乾癬に対しては，生物学的製剤は1つの有効な治療であると考えられる.

第3章 治療

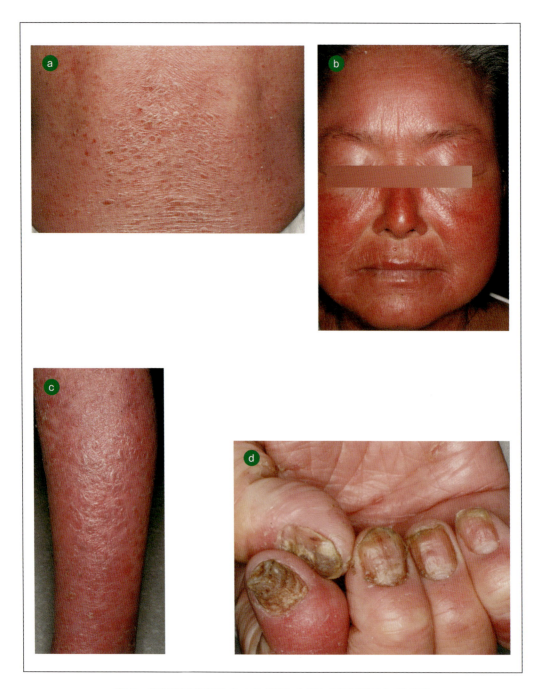

図1 乾癬性紅皮症(シクロスポリン内服にて増悪傾向):治療前

⑧ 症例ごとの治療の実際（4）重症例

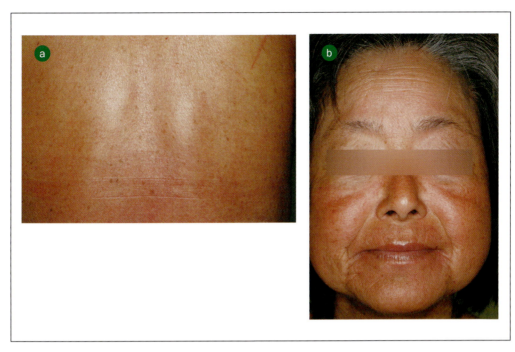

図2　乾癬性紅皮症：治療開始1カ月後

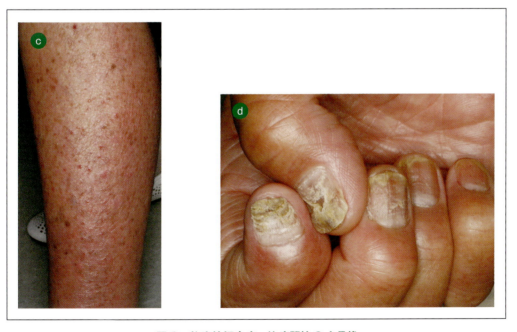

図3　乾癬性紅皮症：治療開始3カ月後

第3章　治療

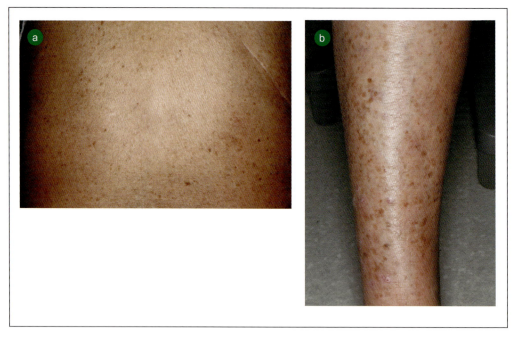

図4　乾癬性紅皮症：治療開始4カ月後

■症例②

汎発性膿疱性乾癬，男性．

25, 6年前より掌蹠膿疱症と診断され，近医にて加療されていた．関節の痛みも伴っていた．半年ほど前にインフルエンザに罹患後，38℃の発熱とともに全身に膿疱が汎発し，汎発性膿疱性乾癬と診断された．強直性脊椎炎の所見も認められたため，近医にてインフリキシマブを導入，皮疹は改善した．転勤のため，インフリキシマブの投与を4回終了した時点で当科に紹介受診された．当科に転院後2回目のインフリキシマブ投与後2カ月で肺炎を発症，近くの病院にてニューモシスチス肺炎との診断を受け入院，スルファメトキサゾール・トリメトプリム製剤投与にて軽快した．

既往歴として，初診5年前に肝機能障害があり，IgG4関連自己免疫性膵炎，硬化性胆管炎と診断された．

退院後，皮疹が増悪したため(図5)，シクロスポリンを3mg/kg内服を開始し経過をみていたが，血圧が150〜160/90〜100mmHgと高値となり降圧剤にても低下せず，またクレアチニン値も上昇したため，生物学的製剤を再開することにした．ニューモシスチス肺炎の再燃のリスクがあるため，抗TNF-α抗体製剤の再開は避け，比較的感染のリスクが少ないと考えられる抗IL-17抗体製剤の1つ，セクキヌマブの投与を開始した．セクキヌマブは乾癬の皮疹には有効であったが，投与開始2週間後より躯幹を中心に広範囲に環状の細かい鱗屑を伴う皮疹が出現し(図6)，鏡検にて真菌の菌糸を多数認め，体部白癬と診断した．体部白癬は抗真菌薬の内服と外用によって軽快し，セクキヌマブの投与によって乾癬はよくコントロール

⑧ 症例ごとの治療の実際（4）重症例

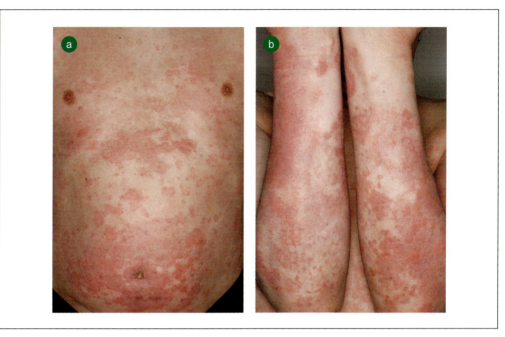

図5　汎発性膿疱性乾癬：シクロスポリン投与前

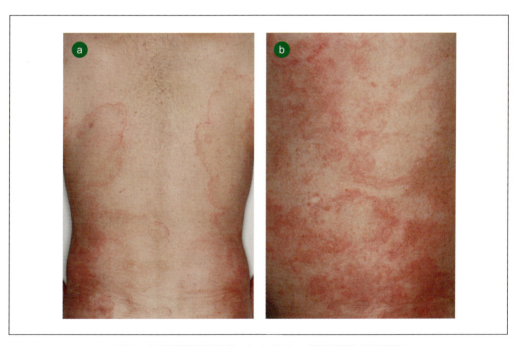

図6　汎発性膿疱性乾癬：セクキヌマブ投与開始2週間後
広範囲な体部白癬に罹患．

第3章 治療

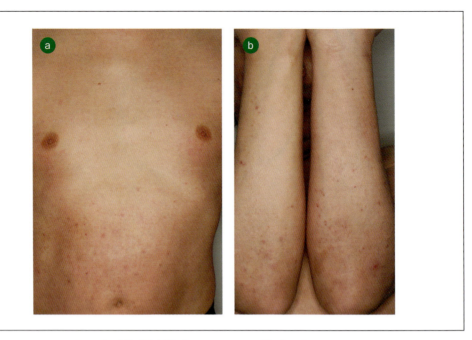

図7 汎発性膿疱性乾癬：セクキヌマブ投与開始2カ月後

されていた(図7)．その後，皮疹を完全に消失させたいという患者の強い希望があり，セクキヌマブからイキセキズマブに変更した．皮疹はさらに改善したが，イキセキズマブ投与中に一過性の関節炎症状が出現した．関節炎は NSAIDs 投与により軽快した．

　本症例は汎発性膿疱性乾癬であるが，インフリキシマブが初期の治療に有効であったが，投与開始して6カ月ほどでニューモシスチス肺炎を発症しインフリキシマブは中止した．ニューモシスチス肺炎のあと，シクロスポリン投与にて全身症状はまったくなく，皮膚症状も比較的良好であったが，副作用のため治療継続が困難となり，セクキヌマブ投与を開始した．患者としては皮疹が少しでもあると気になるということで，その後セクキヌマブからイキセキズマブに変更し，現在コントロールは良好である．生物学的製剤の使用が広まり，患者の治療に対する要求度も高くなっているため，以前であればバイオスイッチしなかったような症例でも，バイオスイッチすることが増加していると考えられる．生物学的製剤の選択肢が増えたこともバイオスイッチが増加する一因となっていると考えられ，また患者側も生物学的製剤について知識を収集しており，この症例のように患者からバイオスイッチの希望が出ることもある．医師としては，患者の希望を尊重しながら，過剰な治療とならないように注意する必要があると考えられる．

（小宮根真弓）

⑧ 症例ごとの治療の実際（4）重症例

困ったときに役立つ
STEP UP 乾癬診療

第4章

乾癬治療と医療費

① 乾癬診療における医療費の知識　148

第4章 乾癬治療と医療費

乾癬診療における医療費の知識

Summary

　乾癬のみならず，さまざまな疾患に罹っている患者にとって「治療を受けるのにいくら支払うことになるのか」という費用面の情報は，治療の効果や安全性の情報と並び重要なものといえる．ここでは生物学的製剤を使用する患者の治療費の支払い，また患者説明に必要と思われる医療制度について概略を解説する．

1 高額療養費制度

■ 1. 高額療養費制度の概念

　高額療養費制度とは公的医療保険制度の1つである．医療費の家計負担が重くならないよう，医療機関や薬局の窓口で支払った額が，ひと月（月の初めから終わりまで）で患者個々に定められる自己負担上限額を超えた場合に，その超えた金額を公的機関が支給する制度である．自己負担上限額および実際の負担額の算定式は，患者の年齢（70歳以上/69歳以下）と所得によって表1，2のように決められている．たとえば，69歳以下で所得区分ウに該当する患者の場合，計算式に使用されている267,000円をひと月の医療費が超えた場合（3割負担での支払いが80,100円を超えた場合）に，表中の計算式に準じて上限額が計算されることになる．

① 乾癬診療における医療費の知識

表1　69歳以下の方の上限額

適用区分		ひと月の上限額（世帯ごと）
ア	年収約1,160万円〜 健保：標報83万円以上 国保：旧ただし書き所得901万円超	252,600円＋（医療費−842,000）×1%
イ	年収約770万円〜約1,160万円 健保：標報53万円〜79万円 国保：旧ただし書き所得600万円〜901万円	167,400円＋（医療費−558,000）×1%
ウ	年収約370万円〜約770万円 健保：標報28万円〜50万円 国保：旧ただし書き所得210万円〜660万円	80,100円＋（医療費−267,000）×1%
エ	〜年収約370万円 健保：標報26万円以下 国保：旧ただし書き所得210万円以下	57,600円
オ	住民税非課税者	35,400円

（厚生労働省ホームページ．高額療養費制度を利用される皆さまへ（平成30年8月診療分から）．https://www.mhlw.go.jp/content/000333279.pdf より作成）

表2　70歳以上の方の上限額

適用区分		外来（個人ごと）	ひと月の上限額（世帯ごと）
現役並み	年収約1,160万円〜 標報83万円以上／課税所得690万円以上	252,600円＋（医療費−842,000）×1%	
現役並み	年収約770万円〜約1,160万円 標報53万円以上／課税所得380万円以上	167,400円＋（医療費−558,000）×1%	
現役並み	年収約370万円〜約770万円 標報28万円以上／課税所得145万円以上	80,100円＋（医療費−267,000）×1%	
一般	年収156万円〜約370万円 標報26万円以下 課税所得145万円未満等	18,000円 〔年間の上限144,000円〕	57,600円
住民税非課税等	Ⅱ 住民税非課税世帯	8,000円	24,600円
住民税非課税等	Ⅰ 住民税非課税世帯 （年金収入80万円以下など）	8,000円	15,000円

（厚生労働省ホームページ．高額療養費制度を利用される皆さまへ（平成30年8月診療分から）．https://www.mhlw.go.jp/content/000333279.pdf より作成）

第4章　乾癬治療と医療費

■ 2. 自己負担の概算方法の例

　乾癬患者Aさん（45歳，年収600万円）が薬価15万円/回の生物学的製剤を用いた場合を例に，患者自己負担概算がどのように設定されるかについて説明する．ここでは仕組みを理解するため，生物学的製剤の薬価のみを用いて説明するが，実際には生物学的製剤以外の薬価，診療にかかわる費用，検査費用などがこの枠組みの中で計算される．

　例1と例2では，Aさんは同じ量の薬剤の投薬を受けたにもかかわらず，自己負担額に約53,000円の差が生じる結果となった．在宅自己注射を実施できるか否かについては医療としての適切性の熟慮を必要とすることではあるが，投薬のスケジュールの違いで患者の自己負担が変化すること，およびどのような仕組みで算定が異なるかについては，処方医として理解すべき事項であると考えられる．

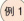 投薬スケジュール　薬価15万円/回を毎月外来通院にて3カ月間投薬した場合（図1）

　薬価15万円の生物学的製剤を使った場合のひと月の自己負担額は15万円の3割負担となるため，45,000円になる．Aさんは表1の区分ウに該当するため，3割負担での自己負担額45,000円が80,100円よりも低いために，高額療養費制度の適応とならず，窓口で45,000円を支払う．したがって3カ月間の加療でのAさんの負担額は下記のように計算できる．

45,000円×3カ月＝135,000円

 投薬スケジュール　薬価15万円/回を3カ月分，在宅自己注射実施として一度にまとめて投薬した場合（図2）

　Aさんは3回分の薬剤を1回の診療で受け取るために，ひと月の自己負担額を計算すると，15万円/回×3回分（薬価合計45万円）の3割負担となり135,000円と計算できる．表1の区分ウに該当するAさんの自己負担上限額は80,100円となるため，今回の投薬スケジュールでは高額療養費制度の適用となり，表の計算式に準じてAさんの自己負担額は下記のように計算することができる．

80,100円＋（医療費－267,000）×1％
＝80,100円＋（15万円×3回分－267,000）×1％
＝81,930円

① 乾癬診療における医療費の知識

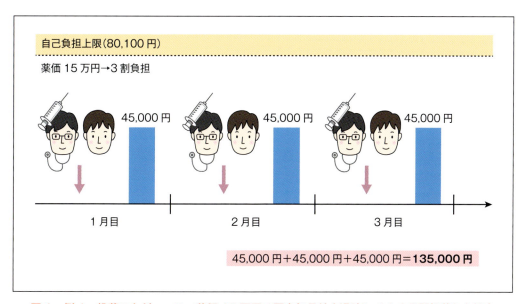

図1　例1：投薬スケジュール　薬価15万円/回を毎月外来通院にて3カ月間投薬した場合

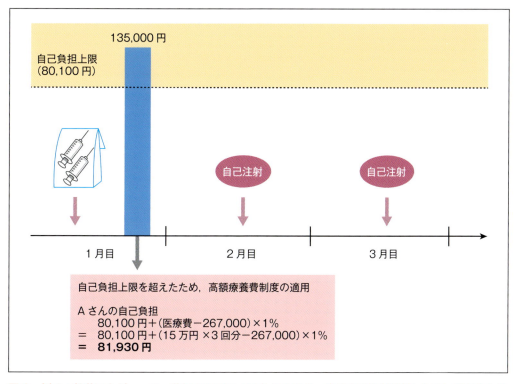

図2　例2：投薬スケジュール　薬価15万円/回を3カ月分，在宅自己注射実施として一度にまとめて投薬した場合

第4章 乾癬治療と医療費

■ 3. 多数回該当

高額療養費制度を続けて適用することで，さらに患者の自己負担額が軽減する場合がある．それは多数回該当と呼ばれ，「過去12カ月以内に3回以上，自己負担の上限額に達した」場合に4回目からは上限額を減額する仕組みである．多数回該当の場合の自己負担上限額についても，患者の年齢と所得によって決められている（表3）．

この仕組みを，先ほどのAさんの例2に当てはめてみると，Aさんが同じ投薬スケジュールで治療を続けた場合，4回目の投薬を受けた際に多数回該当となり（図3 シナリオ a），自己負担上限額がこれまでの81,930円から44,400円に減額される．多数回該当は「過去12カ月以内に3回以上，自己負担の上限額に達した」という条件のもと適用されるので，投薬開始より13カ月目に同じ投薬スケジュールで3回分の自己注射用の製剤の投薬を受けた場合の自己負担額は44,400円が継続される（図3 シナリオ b）．しかしながら，たとえば13カ月目から休薬をして16カ月目に再開した場合（図3 シナリオ c）のように，「過去12カ月以内に3回以上，自己負担の上限額に達した」という条件から外れた投薬を実施した場合，多数回該当は適用されず，81,930円の自己負担が発生することになる．

表3 多数回該当の場合の自己負担上限額

＜70歳以上の方の場合（平成30年8月以降の診療分）＞

所得区分	本来の負担の自己負担上限額	多数回該当の場合
年収約1,160万円〜の方	252,600円＋(医療費−842,000円)×1%	140,100円
年収約770万円〜約1,160万円の方	167,400円＋(医療費−558,000円)×1%	93,000円
年収約370万円〜約770万円の方	80,100円＋(医療費−267,000円)×1%	44,400円
〜年収約370万円	57,600円	44,400円

＜69歳以下の方の場合＞

所得区分	本来の負担の自己負担上限額	多数回該当の場合
年収約1,160万円〜の方	252,600円＋(医療費−842,000円)×1%	140,100円
年収約770万円〜約1,160万円の方	167,400円＋(医療費−558,000円)×1%	93,000円
年収約370万円〜約770万円の方	80,100円＋(医療費−267,000円)×1%	44,400円
〜年収約370万円	57,600円	44,400円
住民税非課税者	35,400円	24,600円

過去12か月以内に3回以上，自己負担上限額に達した場合は，4回目から「多数回」該当となり，自己負担上限額が下がる．
（注）「住民税非課税」の区分の方については，多数回該当の適用はなし．

（厚生労働省ホームページ．高額療養費制度を利用される皆さまへ（平成30年8月診療分から）．https://www.mhlw.go.jp/content/000333279.pdf より作成）

① 乾癬診療における医療費の知識

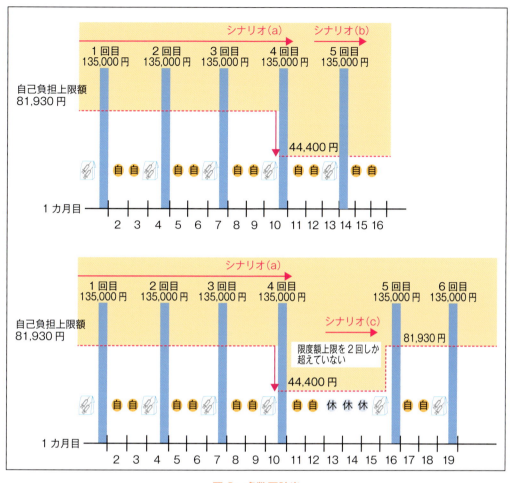

図3　多数回該当

自：自己注射，休：休薬．

■ 4. 高額療養費制度の適用を考えた患者自己負担算定のポイント

①高額療養費制度の適用については，ひと月ごとに合算された医療費（患者自己負担）をもとに計算される．

②自己負担上限額は患者の年齢と所得によって定められており，自己負担上限額を超える場合はその超えた金額を支給する制度である．

③過去12カ月以内に3回以上，高額療養費制度の適用を受けた場合には，多数回該当となり自己負担上限額がそれぞれの区分に応じた額まで減額される．

④世帯合算で高額療養費の支給を受けることもできる．（詳細は厚生労働省ホームページ参照のこと）

第4章 乾癬治療と医療費

2 高額療養費の請求のしかた

　高額療養費制度の適用となった場合の支給方法は，（ア）一旦窓口で全額を立て替えて支給を申請する，もしくは（イ）窓口の支払いの際に自己負担上限額までにとどめる（現物給付）の2種類がある．それぞれ請求方法が異なるため，その違いについて解説する．

■ 1. 一旦窓口で全額を立て替えて，支給を申請する方法

　患者が加入している公的医療保険（健康保険組合・協会けんぽの都道府県支部・市町村国保・後期高齢者医療制度・共済組合など）に高額療養費の支給申請書を提出（または郵送）することで支給が受けられる．支給申請書に病院などの領収書の添付が求められる場合もある．

　高額療養費は過去2年まで遡って請求できる（たとえば平成29年1月受診分の高額療養費は平成31年1月31日に支給を受ける権利が失効する）．高額療養費はひと月単位で計算するために，支給申請書は月単位で作成する必要がある．

　高額療養費は，申請後，各公的医療保険で審査したうえで支給される．この審査はレセプトの確定後に行われるため，申請から支給までは「受診した月から少なくとも3カ月程度」の時間を要する．

　前述の乾癬患者Aさん（45歳，年収600万円）の投薬スケジュール　薬価15万円/回を3カ月分，在宅自己注射実施として投薬した場合を例に，どのようなやり取りが行われるかを説明する（図4）．

　前述した通り，高額療養費を適用した場合の支払い上限額は81,930円であるが，Aさん

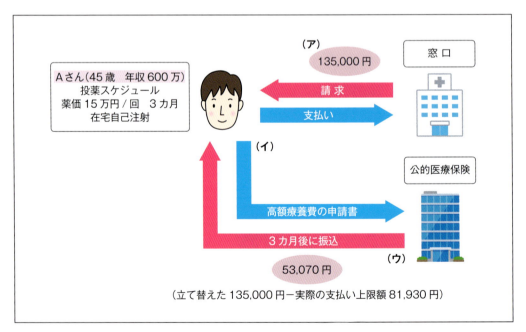

図4　高額療養費の請求方法（一旦窓口で全額を立て替えて，支給を申請する方法）

は（ア）窓口にて 135,000 円（45 万円の 3 割負担）を請求され，一旦支払うことが求められる．（イ）支払いの後，A さんの加入する公的医療保険に高額療養費の申請書を提出し，審査を受ける．（ウ）約 3 カ月後に，立て替えた 135,000 円と実際の支払い上限額 81,930 円の差額にあたる 53,070 円が A さんの指定した銀行口座などに振り込まれて支給を受けることになる．

■ 2. 窓口の支払いの際に自己負担上限額までにとどめる（現物給付）

現物給付はもともと入院に適用される制度であったが，平成 24 年 4 月 1 日より外来にも拡大された．医療機関などでの支払いの前に限度額適用認定証などの証明書を提出することで，「同一の医療機関での支払いに対して高額療養費」の現物給付が受けられる．すなわち，ひと月の支払いはかかった医療費に応じた年齢・所得区分における自己負担上限額まで請求されることになる（支払いの後に認定証を提出した場合，その月の支給の仕方が異なるため，詳しくは厚生労働省のホームページを参照されたい）．現物給付を受けるための認定証は年齢区分や所得によって種類が異なる（図 5）．

上記と同じ例で，A さんが支払い時に認定証を提示していた場合，高額療養費の現物支給を受けることができ，窓口での支払いは 135,000 円ではなく，81,930 円にすることができる（図 6）．

認定証を提示して高額療養費の現物給付を受けることは，①高額療養費の支給を支払い時に受けることができる（立て替えの必要がない），②支給ごとの申請書の作成が不要など，患者にとってメリットが大きい制度といえる．

しかしながら，現物給付は，「同一の医療機関での支払いに対して高額療養費」を現物給付する仕組みであるため，たとえば院外処方で薬剤を受け取る，他の医療機関で原疾患もしくは他の疾患の治療を受けた場合など複数の医療機関が医療費の支払いに関与した場合には，支給を受ける場合に公的医療保険への支給の申請が必要になる場合がある．

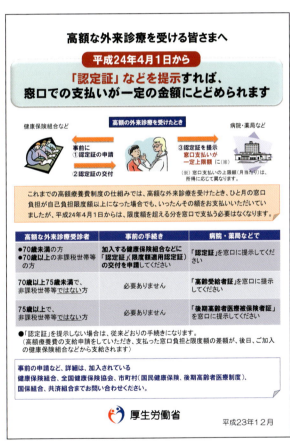

図 5　高額療養費の現物給付を受けるための認定書
平成 30 年 8 月診療分より，70 歳未満の方，70 歳以上の非課税世帯等の方に加えて，70 歳以上の現役並み所得者（標準報酬月額 28 万円～79 万円）の方についても限度額適用認定証の提示が必要になった．

第4章 乾癬治療と医療費

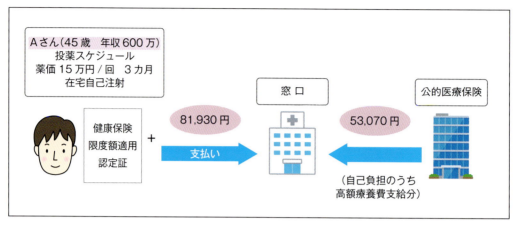

図6 高額療養費の請求方法（現物給付）

3 高額療養費制度以外の方法で患者自己負担を軽減する方法

■ 1. 付加給付

　医療保険組合と共済組合には，独自の給付制度を設けている組合があり，一定額を超えた分の自己負担金が支給される場合がある．一定額の基準や給付の請求方法などは組合ごとに異なるが，高額な医療を提供する可能性がある場合には，加入の公的医療保険に「付加給付の有無」と「付加給付がある場合に該当する自己負担上限額」を問い合わせるように指導しておくことで，医療を提供する際の情報を整理することができる．

■ 2. 医療費控除

　医療費控除とは，1年間（1月1日から12月31日まで）の間に自己（納税者）または自己と生計を一にする配偶者やその他の親族のために医療費を支払った場合において，その支払った医療費が一定額（10万円）を超えるときは，その医療費の額をもとに所得控除を受けることを指す．控除の対象になる医療費については国税局のウェブサイトを確認されたい（https://www.nta.go.jp/taxes/shiraberu/taxanswer/shotoku/1120.htm〔閲覧：2018-09-25〕）.

　医療費控除の申請は確定申告で実施される．申請もしくは問い合わせの際に該当する領収書が必要になる場合があるので，領収書は捨てずに保管しておく必要がある．

　医療費控除の対象額は，次の式で計算した金額（最高で200万円）である．

医療費控除対象額の計算方法
　（実際に支払った医療費の合計額−保険金などで補塡される金額*）− 10万円

＊：生命保険契約などで支給される入院費給付金や健康保険などで支給される高額療養費・家

①乾癬診療における医療費の知識

族療養費・出産育児一時金など

医療費控除対象額と所得税率に合わせて実際に控除される額が決定される．

4 指定難病にかかわる医療制度

乾癬の診療において，膿疱性乾癬（汎発型）は指定難病に認定されており，一定の条件（重症度分類等に照らして病状の程度が一定程度以上）を満たす場合は医療費助成制度を受けることができる．膿疱性乾癬（汎発型）の場合，日本皮膚科学会が定めた膿疱性乾癬（汎発型）の重症度分類で「中等症以上」が医療費助成の対象となる．

医療費助成の対象となるためには，必要書類を都道府県に提出し，審査を経て医療受給者証の発行を受ける必要がある．指定難病の医療費助成額は所得により以下のように定められている（表4）．

表4 医療費助成における自己負担上限額（月額）

階層区分	階層区分の規準(( )内の数字は，夫婦2人世帯の場合における年収の目安)		自己負担上限額（外来＋入院）（患者負担割合：2割）		
			一般	高額かつ長期※	人工呼吸器等装着者
生活保護	—		0	0	0
低所得Ⅰ	市町村民税非課税（世帯）	本人年収〜80万円	2,500	2,500	1,000
低所得Ⅱ		本人年収80万円超〜	5,000	5,000	
一般所得Ⅰ	市町村民税課税以上7.1万円未満（約160万円〜約370万円）		10,000	5,000	
一般所得Ⅱ	市町村民税7.1万円以上25.1万円未満（約370万円〜約810万円）		20,000	10,000	
上位所得	市町村民税25.1万円以上（約810万円〜）		30,000	20,000	
入院時の食費			全額自己負担		

※：「高額かつ長期」とは，月ごとの医療費総額が5万円を超える月が年間6回以上ある者（たとえば医療保険の2割負担の場合，医療費の自己負担が1万円を超える月が年間6回以上）．

（難病情報センターホームページ（2019年8月現在）より引用）

（文責：編集制作部）

困ったときに役立つ STEP UP 乾癬診療 INDEX

欧文索引

308nm エキシマライト ……… 116
Ⅱ期梅毒 ……… 62

B
BSA（body surface area） ……… 56
B 型肝炎 ……… 112

D
DLQI（dermatology life quality index） … 57

G
GMA ……… 120
GPP ……… 120

I
IgA 血管炎 ……… 77
IL-10 ……… 104
IL-12 ……… 108
IL-17 ……… 31, 108
IL-23 ……… 31, 108

P
PASI（psoriasis area severity index） … 56
PDI（proriasis disability index） ……… 57
PUVA ……… 116
PUVA バス ……… 117

Q
QOL ……… 38

T
TNF-α ……… 31, 108

V
von Zumbuch タイプ ……… 46

INDEX

和文索引

あ
アダリムマブ ……………………… 108
アプレミラスト …………………… 104

い
イキセキズマブ …………………… 110
遺伝 ………………………………… 83
遺伝的素因 ………………………… 31
医療費 ……………………………… 148
飲酒 ………………………………… 91
インフリキシマブ ………………… 108

う
ウィーク …………………………… 100
ウステキヌマブ …………………… 108

え
疫学 ………………………………… 34
エトレチナート …………………… 102
円板状エリテマトーデス ………… 74

お
温泉 ………………………………… 90

か
外用 ………………………………… 131
外用療法 ……………………… 86, 98
画像検査 …………………………… 55
家族歴 ……………………………… 52
活性型ビタミン D_3 製剤 ………… 98
合併症 ……………………………… 35
貨幣状湿疹 ………………………… 66
顆粒球・単球吸着除去療法 ……… 120

き
環境因子 …………………………… 31
乾癬性関節炎(関節症性乾癬) … 45, 49
乾癬性紅皮症 ……………………… 45
鑑別診断 …………………………… 60

既往歴 ……………………………… 52
丘疹角化性皮疹 …………………… 67
局面型サルコイドーシス ………… 60
禁煙 ………………………………… 90
菌状息肉症 ………………………… 68

く
グセルクマブ ……………………… 110

け
軽症 …………………………… 86, 130
血液検査 …………………………… 55
結核 ………………………………… 113
結節性痒疹 ………………………… 73
ケブネル現象 ………………… 33, 43
検査 ………………………………… 52

こ
高額療養費制度 …………………… 148
光線療法 ……………………… 86, 114

さ
在宅光線療法 ……………………… 117
サイトカイン ……………………… 31

し
シクロスポリン …………………… 103
視診 ………………………………… 53
重症 …………………………… 86, 138
掌蹠外皮疹 ………………………… 51

INDEX

掌蹠膿疱症 ･････････････････････ 51，70
食事 ････････････････････････････････ 88
触診 ････････････････････････････････ 55
脂漏性皮膚炎 ･･････････････････････ 62
尋常性乾癬 ････････････････････････ 42

す

ステロイド外用薬 ････････････････ 98
ストレス ･････････････････････ 88，90
ストロング ･･････････････････････ 100
ストロンゲスト ･････････････････ 100

せ

生活指導 ････････････････････････ 131
生活歴 ････････････････････････････ 52
生物学的製剤 ･･･････････ 86，87，108
セクキヌマブ ････････････････････ 109
全身性エリテマトーデス ･･･････････ 67

そ

早期 ･･････････････････････････････ 130

た

ターゲット型光線療法 ･････････ 114
タクロリムス軟膏 ･･････････････ 100

ち

中等症 ･･･････････････････････ 86，134

つ

爪乾癬 ･････････････････････････ 48，85

て

滴状乾癬 ･･････････････････････････ 44
手湿疹 ････････････････････････････ 72
添付文書 ･････････････････････････ 94

な

内服療法 ･･･････････････････ 86，102
ナローバンドUVB ････････････ 114

に

日光 ････････････････････････････････ 91
日常生活 ･････････････････････････ 88
入浴指導 ･･･････････････････････ 131

の

膿疱性乾癬 ･･･････････････････････ 46

は

配合剤 ･････････････････････････････ 99
発症機序 ･････････････････････････ 30
発症年齢 ･････････････････････ 34，52
斑状類乾癬 ･･･････････････････････ 68
汎発性膿疱性乾癬 ････････････ 120

ひ

皮疹面積 ･････････････････････････ 56
皮膚T細胞リンパ腫 ･･･････････ 68
皮膚生検 ･････････････････････････ 55
評価項目 ･････････････････････････ 56
病型 ･･･････････････････････････････ 42
病態 ･･･････････････････････････････ 30

ふ

ブロダルマブ ････････････････････ 109

へ

ヘイリーヘイリー病 ･･････････････ 78
ベリーストロング ･････････････ 100

ほ

ボーエン病 ････････････････････････ 65

み
ミディアム ……………… 100

め
メカニズム ……………… 33
メタボリックシンドローム ……… 35, 84
免疫因子 ………………… 31

も
毛孔性紅色粃糠疹 ……………… 76
問診 …………………… 52

ゆ
有病率 …………………… 34

ら
落葉状天疱瘡 …………………… 77

り
リサンキズマブ ………………… 110

れ
レチノイド ……………… 102

困ったときに役立つ
STEP UP 乾癬診療

定価 本体3,800円(税別)

2019年9月10日 初版第1刷発行 ©

編　著	小宮根真弓
	多田弥生
	森田明理
発行者	松岡光明
発行所	株式会社メディカルレビュー社

〒113-0034　東京都文京区湯島3-19-11　湯島ファーストビル
　　　　　　電話/03-3835-3041(代)
　　　編集部　電話/03-3835-3043　FAX/03-3835-3040
　　　　　　✉editor-3@m-review.co.jp
　　　販売部　電話/03-3835-3049　FAX/03-3835-3075
　　　　　　✉sale@m-review.co.jp
〒541-0046　大阪府大阪市中央区平野町3-2-8　淀屋橋MIビル
　　　　　　電話/06-6223-1468(代)　FAX/06-6223-1245
　　　　　　http://www.m-review.co.jp

印刷・製本／広研印刷株式会社
用紙／株式会社彌生
本書に掲載された著作物の複写・複製・転載・翻訳・データベースへの取り込みおよび送信(送信可能化権を含む)・上映・譲渡に関する許諾権は、(株)メディカルレビュー社が保有しています。
JCOPY <(社)出版者著作権管理機構 委託出版物>
本書の無断複写は著作権法上での例外を除き禁じられています。複写される場合は、そのつど事前に、(社)出版者著作権管理機構(電話 03-5244-5088, FAX 03-5244-5089, e-mail:info@jcopy.or.jp)の許諾を得てください。
乱丁・落丁の際はお取り替えいたします。

ISBN 978-4-7792-2269-6　C3047